AF500859

ÉTUDE

SUR

L'ANÉMIE

ET

LA CHLOROSE

LEURS COMPLICATIONS ET LEUR TRAITEMENT

PAR LES EAUX MINÉRALES

DE ROYAT

PAR

LE DOCTEUR G.-E. FREDET

Ancien Interne des hôpitaux et hospices civils de Paris, Médecin de l'hôpital général,
Professeur suppléant à l'École de médecine de Clermont-Ferrand,
Mention honorable du Gouvernement (épidémie cholérique 1865),
Membre correspondant des Sociétés anatomique, clinique, d'hydrologie de Paris,
de la Société de médecine légale de France,
des Sciences médicales de Strasbourg, etc., etc.,
Officier d'Académie,

MÉDECIN CONSULTANT A ROYAT

PARIS
A. DELAHAYE, LIBRAIRE-ÉDITEUR
PLACE DE L'ÉCOLE-DE-MÉDECINE
1878

ÉTUDE

SUR

L'ANÉMIE ET LA CHLOROSE

ÉTUDE

SUR

L'ANÉMIE

ET

LA CHLOROSE

LEURS COMPLICATIONS ET LEUR TRAITEMENT

PAR LES EAUX MINÉRALES

DE ROYAT

PAR

Le Docteur G.-E. FREDET

Ancien Interne des hôpitaux et hospices civils de Paris, Médecin de l'hôpital général,
Professeur suppléant à l'École de médecine de Clermont-Ferrand,
Mention honorable du Gouvernement (épidémie cholérique 1865),
Membre correspondant des Sociétés anatomique, clinique, d'hydrologie de Paris,
de la Société de médecine légale de France,
des Sciences médicales de Strasbourg, etc., etc.,
Officier d'Académie,

MÉDECIN CONSULTANT A ROYAT

PARIS

A. DELAHAYE, LIBRAIRE-ÉDITEUR

PLACE DE L'ÉCOLE-DE-MÉDECINE

1878

AVANT-PROPOS

A entendre malades et médecins, nous disait, l'an passé, un homme d'esprit de nos clients, tout le monde est anémique. Voyons, docteur, n'y a-t-il pas là quelque grosse exagération, et croyez-vous sincèrement qu'en France au moins il y ait une telle recrudescence d'anémies, qu'il n'y ait plus place aujourd'hui que pour la médication tonique et reconstituante ?... Autrefois la saignée était en honneur, toutes les maladies provenaient d'une inflammation qui ne pouvait, au dire des médecins de l'époque et de Broussais leur chef, être modifiée ou jugulée que par de larges pertes de sang. D'où vient qu'à un intervalle relativement aussi rapproché, la thérapeutique ait subi des modifications aussi profondes, et que l'on prescrive aujourd'hui ce que l'on proscrivait jadis comme incendiaire et pernicieux ? Comme les colifichets, la médecine subirait-elle l'empire de la mode, ou avons-nous donc tellement changé et en si peu de temps ?

La réponse est facile et, pour la faire, nous n'avons qu'à consulter nos souvenirs et à regarder en arrière.

Sans aucun doute on exagère en disant que tout le monde est anémique et que le traitement tonique seul doit être employé, mais il est certain que jamais les médecins n'ont eu plus que de nos jours à observer ces formes de maladies diverses, qu'on a dû appeler anémie, maladies anémiques, et qui ne sont que le résultat d'un appauvrissement du sang.

Cette augmentation, cette extrême fréquence de l'anémie doit évidemment, selon nous, être attribuée à des causes générales sur lesquelles nous désirons appeler l'attention.

Il en est de la vie des peuples comme de la vie de l'individu. Les nations naissent, croissent, prospèrent, décroissent, comme l'individu naît, grandit, décroît, meurt. Comme l'individu, les peuples subissent, à certains moments de leur existence, des atteintes réelles à ce que l'on peut appeler leur état normal, et ce que l'on désigne sous le nom de santé chez l'individu isolé.

Vous admettrez très-certainement avec nous l'influence de l'hérédité et des causes morales sur la santé. Or, si vous le voulez bien, passons en revue les événements politiques, les bouleversements qui ont ébranlé notre pays depuis plus de quatre-vingts ans : la Révolution de 89, suivie des émotions terribles de la Terreur et de la guerre étrangère, les guerres du premier Empire, les secousses politiques de 1830 et de 1848, la guerre franco-allemande, la Commune, etc., sans compter les préoccupations financières qui tiennent une si grande place à notre époque. Nierez-vous que cette vie forcément agitée, inquiète, n'ait pas contribué pour la part la plus large dans la production de cette anémie générale, qui, comme on l'a dit pittoresquement, court les rues à la place du bon sens ?

Où ce doute ne peut subsister, c'est quand il est question de ces grandes hécatombes humaines de la Révolution et de l'Empire, où périssait sur l'échafaud révolutionnaire ou sous la balle de l'étranger tout ce que notre France possédait de plus élevé sous le rapport de la naissance et du talent, de plus vigoureux au point de vue de la constitution physique. Quiconque avait la force de porter un fusil pendant ces temps troublés, quittait famille et foyer, et c'est par flots que le sang de nos aïeux a été répandu sur tous les champs de bataille de l'Europe.

Vous dire que Broussais et son école n'ont contribué en rien à l'affaiblissement de la génération qui nous a précédés, me semblerait être une affirmation hasardée.

Nous sommes les descendants de cette génération épuisée, et dans nos veines ne coule plus qu'un sang appauvri. Il n'y a donc rien d'étonnant à ce que nous récoltions aujourd'hui les fruits d'une semence jetée en terre il y a près d'un siècle. En outre, les maladies du système nerveux sont devenues d'une fréquence inquiétante, conséquence inévitable de l'appauvrissement du sang *(sanguis moderator nervorum, sanguis frenat nervos)*. Ces derniers ne vont pas sans l'autre. Et dire où et quand le mal s'arrêtera, nul ne le sait ; mais, restant dans notre rôle de médecin, nous ne pouvons que gémir sur ces causes si nombreuses, si variées de l'anémie, contre lesquelles nous demeurons impuissants.

Néanmoins, il faut lutter et lutter vigoureusement, et c'est pour ce motif que la médecine française actuelle a entrepris courageusement la croisade, et vient démontrer par les faits sagement interprétés la nécessité d'enrayer ce mouvement de décomposition, d'énervement du corps social tout entier.

Sans nul doute, le médecin ne peut rien contre ces coups imprévus qui défient tous les calculs, et ne peut que donner des conseils sans résultat à celui qui, par une sorte de fatalité, se laisse entraîner vers tout ce qui peut surexciter le système nerveux et affaiblir la constitution. Mais tout être sage, raisonnable, devra suivre la voie droite que le médecin lui aura tracée et où, à l'abri de toute secousse morale et dépressive, il pourra, comme à la fontaine de Jouvence des conteurs romantiques, retremper sa vigueur intellectuelle et physique ébranlée.

Un grand courant d'opinion s'est établi, dans ces dernières années, en faveur des eaux françaises, et principalement en faveur de celles qui, par leur nature et leur composition chimique, sont les plus aptes à reconstituer les forces perdues, à guérir l'anémie. C'est dans ce but que nous avons écrit ces quelques pages sans prétention, pour bien démontrer aux malades qui viennent à Royat pour solidifier une santé ébranlée, qu'ils peuvent, *s'ils veulent*, et avec une bonne direction, trouver à leurs maux le soulagement ou la guérison.

Vous entendrez souvent demander par les gens du monde, les malades et les médecins eux-mêmes, quelle est l'utilité des eaux de Royat, quelles sont les maladies qu'elles modifient ou guérissent. Tout, vous répondront les prospectus; quelques maladies ou plutôt quelques diathèses, vous diront les hommes consciencieux qui ont la prétention d'avoir étudié avec soin les sources thermales et leurs vertus curatives. Certaines eaux thermales, par cela même qu'elles ont un caractère très-tranché et qu'elles appartiennent à la catégorie soit des eaux sulfureuses, soit des eaux alcalines, soit des eaux ferrugineuses ou arsenicales fortes, comportent avec leur étiquette des indications qui, l'on voudra bien nous passer cette expression, sautent aux yeux de toute personne instruite ou ayant quelque teinte de science hydrologique. Il n'en est pas de même pour les eaux minérales de Royat, qui empruntent leur type, leur définition à plusieurs classes minérales, et dont l'étude approfondie et l'expérience clinique seules peuvent apprendre au médecin quelles sont les maladies qui en sont justiciables.

En effet, dans quelle classe d'eaux minérales rangerons-nous les eaux de Royat ? Sont-ce des eaux sulfureuses ? Non. — Sont-elles alcalines ? Oui. — Sont-elles ferrugineuses ? Oui. — Chlorurées-sodiques, gazeuses ? Encore oui. — Arsenicales ? Un peu. Il faut cependant leur donner une étiquette et les inscrire dans la nomenclature hydrologique sous ce titre : *Eaux thermales alcalines mixtes, gazeuses, chlorurées-sodiques, ferrugineuses et arsenicales;* on pourrait ajouter *lithinées* si la qualification d'*alcalines* ne comprenait cette dernière dénomination. Peut-on partir de là pour prétendre connaître les caractères typiques des eaux de Royat ? Evidemment non. Sans doute, cette étiquette suffit dans le langage habituel, dans la conversation, pour déterminer et faire comprendre la nature de ces eaux, mais reste sous-entendue la connaissance de leur température, car Royat n'a pas une source unique, de leur richesse en gaz acide carbonique, des proportions de sels alcalins, calcaires, ferrugineux, chlorurés-sodiques, arsenicaux, que tient chaque source en dissolution ; l'analyse chimique nous apprend cela. Mais la chimie ne peut suppléer l'expérience clinique, l'observation du malade ; aussi, non-seulement le chimiste, mais même le médecin aussi instruit, aussi éclairé qu'on pourra le supposer, ne peuvent connaitre l'action thérapeutique d'une eau minérale quelconque s'ils n'ont pu diriger et suivre le traitement des malades pendant leur séjour aux eaux.

Nous croyons donc rendre un véritable service aux malades et à ceux de nos confrères vivant loin des stations thermales, en publiant ce modeste travail. Nous n'avons pas de prétention plus élevée que celle d'indiquer d'une manière aussi précise que possible quels sont les malades qui peuvent venir se traiter à Royat, quelles sont les maladies qui peuvent y trouver l'amélioration ou la guérison.

Nous avons dit : malades et maladies, et en donnons le motif. Tout malade, comme tout homme, présente tel ou tel tempérament : le tempérament est constitué par des différences qui portent sur toute l'économie, et qui donnent à l'homme une physionomie physique et morale particulière. Sans doute, la meilleure organisation serait celle où chaque système, chaque organe serait avec tous les autres dans les proportions les plus convenables au libre et complet exercice de la vie. Mais cette organisation parfaitement équilibrée ne se rencontre pas, ou du moins presque jamais, dans la nature ; on naît avec des caractères particuliers d'organisation, avec des disproportions entre les divers organes, et, en supposant que cela ne fût pas, il en surviendrait bientôt par le fait seul du cours de la vie. L'homme est donc sanguin, nerveux, lymphatique ou bilieux ; il a une constitution forte, moyenne ou faible. Or, nous croyons, et nous basons notre opinion sur notre expérience personnelle et sur celle de nos devanciers, que l'administration des eaux de Royat ne convient qu'aux malades présentant tel ou tel tempérament, telle ou telle constitution. Pour nous, la question qui prime toutes les autres, quand on envoie un malade aux eaux, est celle de la connaissance exacte du tempérament. Or, Royat ne convient pas aux malades à tempérament sanguin prononcé, aux gens prédisposés par leur constitution aux congestions vers le cerveau, quand bien même ces malades seraient atteints de maladies pour lesquelles Royat est conseillé. C'est dire que la connaissance du malade passe avant celle de la maladie.

Partant de là, nous pouvons dire qu'il faut exclure de Royat les malades à tempérament sanguin prononcé. Nous ferons une exception en faveur du tempérament mixte : lymphatico-sanguin et autres tempéraments où le sanguin entre pour une certaine part. Car, de la connaissance du tempérament, le médecin peut diriger la cure de telle façon qu'il n'en résulte rien de fâcheux pour le malade. Quant aux autres tempéraments, ils ont droit de cité à Royat.

Parmi ceux-là, nous citerons en première ligne le lymphatique. Très-certainement cette forme est celle qui a le plus à se louer de nos eaux. A quoi le reconnaissons-nous ? Les personnes qui présentent ce tempérament ont en général des cheveux blonds ou châtain-clair, des yeux bleus, la peau blanche, fine et unie, reposant sur une couche plus ou moins épaisse de tissu cellulaire ; le système pileux est peu développé, les ailes du nez, les lèvres, les joues, les lobes de l'oreille ont souvent plus d'épaisseur que chez les individus de tempéraments différents. Les fonctions générales n'ont qu'une médiocre activité. Ce tempérament est plus commun chez les femmes. Mélangez ce tempérament au tempérament sanguin, et vous aurez le tempérament mixte dit lymphatico-sanguin, qui n'est point une contre-indication pour Royat.

Après le tempérament lymphatique et lymphatico-sanguin, doivent venir les tempéraments nerveux et bilieux, mélangés plus ou moins à la forme lymphatique ou sanguine. Nous croyons inutile d'entrer dans de longs détails relatifs à leur description ; cependant nous devons dire que Royat, comme son analyse chimique et comme la médecine expérimentale l'indiquent clairement, convient principalement *aux tempéraments mixtes.*

Il est donc nécessaire d'apporter beaucoup d'attention dans l'envoi des malades à notre station, et de n'y adresser que ceux présentant soit le tempérament lymphatique, soit le lymphatico-sanguin, soit le tempérament mixte, où l'élément nerveux ou bilieux entre pour une part.

Mais nous avons parlé plus haut des maladies traitées à Royat, et nous nous sommes réservé de les indiquer après avoir bien spécifié le terrain sur lequel elles éclosent.

D'une manière générale, l'on peut traiter avec succès à Royat :

1° L'anémie et la chlorose primitives ou secondaires ;

2° Les maladies chroniques des organes digestifs, respiratoires, génito-urinaires, en exceptant, bien entendu, les affections organiques, siégeant sur une constitution naturellement faible ou affaiblie soit par une maladie aiguë antérieure, soit par l'habitation des villes, les veillées prolongées, les excès de travail ou de plaisirs mondains, l'abus des forces physiques, etc., etc. ;

3° Les maladies arthritiques (rhumatisme et goutte) ; que ces maladies intéressent *la peau, les muqueuses respiratoire, digestive, génito-urinaire, les articulations.*

Pour rendre plus saisissable aux médecins et aux malades les indications et contre-indications des eaux de Royat, nous avons dressé le tableau suivant, où sont indiqués : 1° les tempéraments ; 2° les maladies diverses auxquelles Royat est approprié.

TEMPÉRAMENTS.

Tempérament lymphatique,
— lymphatico-sanguin,
— lymphatico-nerveux,
— nerveux,
— nervoso-sanguin,
— nervoso-bilieux,
— bilieux moyen.

On peut donner à cette série de tempéraments la juste qualification de *tempéraments mixtes*.

Cela revient à dire qu'il faut diriger sur d'autres stations que Royat les gens atteints de lymphatisme exagéré, de diathèse scrofuleuse, les gens sanguins sujets aux congestions ou aux hémorrhagies, les sujets présentant un état nerveux ou bilieux tel, que des eaux plus douces, indéterminées ou plus résolutives par leur degré d'alcalinisation sont indiquées.

MALADIES TRAITÉES AVEC SUCCÈS A ROYAT

Quand ces maladies affectent des individus présentant un des tempéraments précédents.

Anémie et chlorose primitive, anémie consécutive à une maladie aiguë ou fièvre grave, chlorose des jeunes filles, des femmes à l'âge critique, névroses et névralgies concomitantes, aménorrhée, dysménorrhée, leucorrhée, stérilité, affections utéro-vaginales.

Maladies des organes respiratoires, digestifs, génito-urinaires dites anémiques, sans diathèse spéciale; angine granuleuse ou glanduleuse, laryngite, bronchite, catarrhe pulmonaire, asthme humide, phthisie éréthique des jeunes sujets.

Dyspepsie stomacale ou gastro-intestinale par inertie des parois de l'estomac ou de l'intestin, dyspepsies acides faibles, flatulentes, diarrhée chronique, coliques hépatiques faibles, gastralgies.

Etat catarrhal des organes génitaux, catarrhe du col de l'utérus, leucorrhée, engorgement du col, stérilité qui en est la conséquence, catarrhe vésical.

Rhumatisme et goutte (arthritis), rhumatisme musculaire et articulaire chronique, goutte atonique.

Maladies des voies respiratoires, digestives, génito-urinaires, qui sont sous l'influence de cette diathèse.

Maladies de la peau : eczéma, acné, pityriasis, psoriasis, hydroa arthritiques.

Enfin les maladies dites de misère physiologique, comme le diabète, l'albuminurie, la tuberculose.

Mais, nous dira-t-on, après avoir parcouru ces deux tableaux, vous avez la prétention de guérir tous les maux à Royat ! Notre réponse est facile. — Non, nous n'avons pas pareille prétention, et pour en être persuadé, il suffit de lire attentivement cette nomenclature : Nos eaux ne sont efficaces que contre les maladies diverses énumérées plus haut, *ayant pour origine certaine l'anémie ou la diathèse arthritique.*

Nous éliminons avec soin de notre nomenclature

toutes les maladies par excès de forces, toutes celles qui sont sous la dépendance de la diathèse scrofuleuse ou herpétique, qui sont justiciables d'autres eaux, la diathèse tuberculeuse après le premier degré, qui n'est souvent qu'une transformation de la scrofule, toutes les affections organiques ; en un mot, Royat ne réclame que les arthritiques anémiques qui, suivant une pittoresque expression, *descendent l'échelle*, ou les anémiques. Un exemple fera mieux comprendre au lecteur le fond de notre pensée. L'affection cutanée connue sous le nom d'eczéma nous en servira. Il est des eczémas qui doivent être traités aux eaux sulfureuses, d'autres aux eaux arsenicales, d'autres aux eaux alcalines et lithinées. — Dans le premier cas, l'eczéma est d'origine herpétique ou strumeuse; dans le second, il est scrofuleux ; dans le troisième, il est arthritique. — C'est ce dernier et non tous les eczémas que nous soignons avec succès à Royat. Ce que nous disons de l'eczéma peut s'appliquer à toutes les maladies qui presque toujours ont une origine constitutionnelle.

Nous avons l'intention, par des travaux successifs et publiés sous forme de monographies, d'étudier les maladies diverses observées et traitées à Royat. Déjà, dans un premier travail paru au commencement de l'année 1875, nous avons appelé l'attention du corps médical sur la découverte de la lithine dans les eaux d'Auvergne et principalement à Royat (1) et sur lequel nous avons l'intention de revenir pour le compléter, quand nous ferons l'histoire de la diathèse arthritique. Enfin, l'année dernière, nous avons présenté au Congrès du Havre, un

(1) Truchot et Fredet. *De la lithine dans les Eaux minérales de Royat*. Paris, 1875 ; in-8°.

mémoire sur l'action physiologique et thérapeutique du gaz acide carbonique à Royat (1). C'est ainsi que peu à peu, nous nourrissons l'espoir de compléter l'histoire thérapeutique de notre belle station, encore dans les langes de ses débuts, mais qui marche déjà à grands pas, grâce à sa réputation croissante, réputation à laquelle la réclame, qui ne bâtit que sur le sable, est complètement étrangère et que seuls les malades reconnaissants ont solidement et définitivement établie.

Nous commencerons donc la série de nos nouvelles études par l'anémie et la chlorose, et leur traitement à Royat.

(1) Note sur l'action physiologique et thérapeutique du gaz acide carbonique à Royat. (Congrès du Havre, 1877.)

ÉTUDE

SUR

L'ANÉMIE ET LA CHLOROSE

LEURS COMPLICATIONS ET LEUR TRAITEMENT

PAR LES EAUX MINÉRALES

DE ROYAT

CHAPITRE PREMIER.

—

De l'Anémie.

—

DÉFINITION. — Si l'on s'en tenait à l'étymologie (ἀ privatif, *αἷμα, sang*), le mot anémie devrait signifier défaut de sang ; mais comme il ne peut être question, quand on emploie le mot d'anémie, que d'une diminution dans la masse totale du liquide sanguin, attendu que l'absence totale du sang est incompatible avec la vie, il est convenu d'employer cette expression pour désigner cet état que quelques auteurs ont appelé du nom d'oligaimie, d'hypémie, panhypémie, spanémie (Andral, Piorry), d'hydrémie, d'aglobulie, c'est-à-dire, appauvrissement du sang, ou diminution des globules sanguins.

Trois sortes d'altérations principales existent dans l'anémie : le sang peut être diminué dans sa masse, dans ses globules ou dans le sérum ou partie liquide dont les éléments solides ont disparu en partie. Quant à la chlorose, qui est une anémie, mais que nous étudierons plus loin, elle appartient à un autre cadre nosologique par les symptômes différents qu'elle présente. L'analyse du sang des chlorotiques devrait faire rentrer la chlorose dans l'anémie telle que nous venons de la définir, mais il est entendu aujourd'hui qu'au point de vue clinique et thérapeutique, la chlorose ou chloro-anémie doit être l'objet d'une étude spéciale, et c'est ce que nous ferons dans ce mémoire.

***

Historique. — Ce n'est pas ici le lieu de faire un historique complet de l'anémie ; aussi, tout en abordant cette question par un de ses côtés, nous laisserons dans l'ombre tout ce qui se rapporte à la période primitive ou hippocratique, à la période de transition représentée par Alberti et Lieutaud pour arriver à l'époque moderne qui seule a vu éclore des travaux sérieux et précis, mathématiques pour ainsi dire, sur l'anémie. C'est de la découverte de la circulation du sang par Harvey que date en quelque sorte l'étude de l'anémie, en même temps que l'analyse chimique venait dans la première moitié de ce siècle, corroborer, préciser, l'opinion des pathologistes.

Les travaux les plus importants qu'on ait à signaler au

XIXe siècle, sont ceux de Marshall-Hall (1), de Piorry (2), de Bouillaud (3), d'Andral et Gavarret (4), de Becquerel et Rodier (5). La déglobulisation du liquide sanguin fut considérée par ces derniers auteurs comme le seul caractère positif et démontrable de l'anémie. Enfin, si nous citons les noms de Dechambre et Vulpian (6), de G. Sée (7), de G. Hayem (8), de Lorain (9), et du professeur Potain qui a publié dans le *Dictionnaire* de Dechambre une étude des plus remarquables sur l'anémie (10), nous aurons presque terminé la liste des médecins français les plus justement estimés pour leur savoir, qui se sont occupés de cette intéressante question.

L'anémie peut être générale ou locale. Elle est ***générale*** comme son nom l'indique, lorsqu'elle s'applique à l'être tout entier, à toute l'économie; elle est *locale* au contraire lorsque le sang ne pénètre plus dans un organe ou plutôt y pénètre en quantité insuffisante pour l'entretien régulier des fonctions.

Nous étudierons donc successivement les causes, les symptômes, l'anatomie pathologique et le traitement hydro-minéral de ces divers états morbides.

(1) Marshall-Hall. Lond., *Méd. Chir. Trans.*, 1828.

(2) *Archives de méd.*, 1826.

(3) *Journal hebdom.*, 1833 et *Clin. méd.*, 1837.

(4) *Ann. de phys. et de chimie*, t. LVX.

(5) *Rech. sur la compos. du sang dans l'état de santé et dans l'état de maladie.* Paris, 1844.

(6) *Gaz. hebdom.*, 1864.

(7) *Gaz. des Hôp.*, 1865.

(8) Société de biologie.

(9 *Dict.* de Jaccoud. (Art. *Anémie.*)

(10) *Dict.* de Dechambre. (Art. *Anémie.*)

§ 1. — ANÉMIE GÉNÉRALE.

Il y a anémie générale :

1° Quand le liquide sanguin a diminué en quantité (oligaimie, anémie vraie) ;

2° Quand le sang devient moins riche en globules (aglobulie, hypoglobulie) ;

3° Quand le sérum ou la partie aqueuse du sang augmentant, il y a diminution ou même état stationnaire de la quantité normale des globules sanguins (hydrémie).

Ces différentes formes, ces différents chapitres de l'anémie, seront étudiés sous le terme générique d'anémie, qui les réunit tous par une communauté de symptômes.

L'anémie peut encore être primitive ou secondaire ; primitive quand elle est essentielle, c'est-à-dire cause et effet ; secondaire, quand elle est la conséquence d'une maladie aiguë ou chronique antérieure.

L'anémie secondaire ou consécutive est de beaucoup plus fréquente que l'essentielle, et c'est celle que nous avons à combattre le plus souvent dans la pratique.

CAUSES DE L'ANÉMIE GÉNÉRALE.

L'âge, le sexe, le tempérament et la constitution, l'hérédité, l'alimentation insuffisante, le défaut ou l'abus d'exercices physiques, l'épuisement du système nerveux, les impressions morales vives, les influences atmosphériques spéciales, certaines intoxications, les hémorrhagies plus ou moins abondantes, les maladies aiguës ou chroniques peuvent être la cause de l'anémie primitive ou secondaire.

Age. — Les enfants nouveau-nés ne sont pas exempts de l'anémie et l'inanition est souvent la cause directe de la mort chez eux, comme nous avons pu le constater nous-même à l'hospice des Enfants trouvés de Paris, pendant notre internat en 1865. Mais c'est principalement à l'époque de la puberté que l'anémie devient commune et revêt, principalement pour les jeunes filles, la forme chlorotique. Nous voyons reparaître l'anémie au moment de la ménopause, de l'âge critique. Enfin, on peut trouver des vieillards anémiques, et cela doit d'autant moins étonner que les fonctions digestives s'exécutent mal dans la vieillesse, soit par inertie de l'estomac, soit par l'alanguissement général de toutes les fonctions de l'économie.

En résumé, on observe l'anémie à tout âge.

Sexe. — Les femmes sont sujettes, beaucoup plus que les hommes, à devenir anémiques. Cette prédisposition fâcheuse doit tenir à ce que normalement leur sang est moins riche et à ce qu'en même temps par leur constitution même, elles offrent moins de résistance aux circonstances extérieures pouvant produire l'anémie. A ces causes, il convient d'ajouter les hémorrhagies mensuelles auxquelles la femme est sujette, la grossesse, l'allaitement, la vie sédentaire, l'irritabilité excessive de son système nerveux.

Tempérament et constitution. — Il est presque banal de dire qu'une constitution faible prédispose à l'anémie, mais parmi les tempéraments, ce sont surtout le lymphatique et le nerveux qui forment comme une terre toute préparée pour cette affection.

Hérédité. — Comme bien d'autres maladies, l'anémie peut être héréditaire. La science a enregistré des exemples nombreux de cette transmission.

Alimentation vicieuse ou insuffisante. — C'est surtout dans les classes pauvres des villes et de quelques campagnes que l'on peut invoquer cette cause de l'anémie. Nous connaissons pour notre part une commune de ce département, qui jusqu'à ce jour a résisté aux progrès du bien-être et de l'hygiène, où l'on voit beaucoup d'anémiques. Les habitants de cette commune ne se nourrissent que de féculents, de laitage, tout en se livrant à de rudes travaux. En somme, la dépense chez ces pauvres gens s'élevant plus que la recette, ils deviennent forcément anémiques.

Mais l'habitant des villes, travailleur sédentaire ou oisif, peut devenir anémique, s'il n'use pas d'aliments fortement azotés. Les aliments gras, respiratoires comme on les appelle en physiologie, lui sont moins nécessaires qu'au campagnard, mais les substances azotées doivent être prédominantes dans sa nourriture habituelle, pour maintenir dans la normale la composition du sang.

Défaut ou abus d'exercices physiques. — Tout le monde sait que les professions sédentaires prédisposent à l'anémie. L'homme de lettres, l'homme de bureau y sont sujets. D'un autre côté, les gens adonnés à des travaux qui dépassent leurs forces deviennent anémiques.

C'est de l'anémie obligatoire.

Epuisement du système nerveux. — Cette cause est très-certainement, parmi les malades que nous avons eu à soigner à Royat, la plus fréquente. La clientèle de notre station se compose en effet de gens du monde que leur situation, leurs fonctions, leur fortune, met dans l'obligation de fréquenter le monde et ses plaisirs : soirées, bals, spectacles, etc. ; de là l'insomnie, le trouble des fonctions digestives, caractérisé par un appétit capricieux, irrégulier. C'est dans la même catégorie qu'il faut placer l'anémie des hommes d'affaires, qui ont à subir un travail intellectuel exagéré, des inquiétudes et des impressions morales vives. Nous ne devons pas passer sous silence les excès vénériens de tout genre qui impriment de si fortes et de si fatales secousses au système nerveux, et qui doivent entrer pour une forte part dans la production de l'anémie.

Influences atmosphériques. — L'anémie est surtout une maladie urbaine. Il convient d'en chercher la cause dans la modification éprouvée par l'air atmosphérique, dont la composition n'est plus la même dans l'intérieur des villes qu'à la campagne. Cette modification est due à l'augmentation du gaz acide carbonique, à la diminution de l'ozone et aussi à la production de miasmes de natures différentes, mais qui, lorsqu'ils ne déterminent pas dans l'économie l'éclosion de maladies telles que la fièvre typhoïde, dyssenterie, fièvres contagieuses et éruptives, doivent manifester leur action toxique sur le globule sanguin.

L'analyse de l'air des rues, des places des villes donne cette légère différence avec l'air de la campagne, au point de vue de l'acide carbonique :

Air des villes : $\frac{32}{100000}$; air en rase campagne : $\frac{30}{100000}$.

Mais ce n'est qu'exceptionnellement, quelques heures par jour au plus, que le citadin respire cet air déjà modifié, car il reste habituellement confiné dans des appartements, des bureaux, des ateliers, des salles de réunions, de spectacles, où la respiration, la combustion du gaz d'éclairage, augmentent dans des proportions énormes la quantité normale de l'acide carbonique. Il en résulte une sorte d'intoxication. Certaines professions sont plus prédisposées, notamment les repasseuses et les cuisiniers.

Quelques médecins, contrairement à l'opinion des physiologistes, admettent et donnent les preuves d'une anémie dite des altitudes. C'est ainsi qu'une anémie endémique atteint presque tous les habitants de Mexico, située à 2000 mètres au-dessus du niveau de la mer (1).

Le docteur Jourdanet a établi une sorte d'échelle basée sur l'altitude, d'après laquelle les hauteurs moyennes, les altitudes de 400 à 1200 mètres au-dessus du niveau de la mer seraient éminemment favorables aux anémiques. Royat, sous ce rapport, serait très-favorisé puisque son altitude est de 450 mètres. Au-dessus de 1200 mètres, l'oxygène manquant, l'anémie survient ; au-dessous de 400 mètres, et principalement dans les plaines basses, la chlorose est fréquente. La chaleur excessive est loin d'être étrangère à la production de l'anémie, et pour M. Coindet elle serait la cause principale de l'anémie à Mexico (2) et dans les pays tropicaux. Il existe aussi un certain nombre d'anémies professionnelles que l'on peut observer chez les boulangers, les cuisiniers, les machinistes à bord des navires, ouvriers en soie (Fonssagrives, Villermé).

La vie à l'abri de la lumière du jour contribue également à la production de l'anémie. Qui ne connaît l'histoire des mineurs d'Anzin, anémie telle que plusieurs ouvriers en moururent ?

Intoxications. — L'anémie est fréquente chez les gens qui ont absorbé soit par les voies respiratoires, soit par les voies digestives, certains sels métalliques ou métal-

(1) Jourdanet. *De l'anémie des altitudes, etc.* Paris, 1863.

(2) Coindet. *Etude statistique sur le Mexique,* 1864.

loïdiques en excès, tels que le plomb, le mercure, l'arsenic, l'iode, ou certaines vapeurs aniliques, nicotiques, ou des miasmes paludéens ou méphitiques.

Nous en voyons chaque jour des exemples chez les plâtriers-peintres qui manient la céruse, chez les syphilitiques qui abusent du mercure, ou des préparations iodurées (iodure de potassium) ; chez les ouvriers exposés aux vapeurs du vinaigre (1), les ouvriers des manufactures de tabac (2) et les grands fumeurs, les ouvriers des fabriques d'aniline et de ses dérivés (3), anémie sur laquelle M. Bergeron a appelé l'attention et dont nous avons donné nous-même des exemples dans un travail présenté à la Société médicale des hôpitaux de Paris (4), exemples dont nous avions été témoin à l'hôpital Beaujon en 1867.

Enfin l'anémie est fatale chez les habitants des pays marécageux où la fièvre intermittente est endémique. Les hôpitaux militaires d'Algérie et de France sont encombrés parfois de malheureux soldats qui ayant contracté en Afrique des fièvres paludéennes résistant souvent à l'emploi des sels quiniques, tombent dans une anémie profonde et de longue durée. Pour notre part, il nous a été donné de voir une de ces anémies chez un officier très-distingué qui, pendant la campagne du Mexique, après une dyssenterie, avait contracté une anémie tellement intense, que rien ne l'en a pu guérir; il a succombé presque exsangue.

Hémorrhagies. — Les pertes de sang ou hémorrhagies devraient être les véritables causes de l'anémie. Il en est

(1) Van Swieten. *Comment. de Boerhaave.* 1752.

(2) Mélier.

(3) Bergeron. (Académie de méd. et Soc. méd. des hôp.)

(4) Fredet. (Soc. méd. des hôp. de Paris, 1875.)

ainsi, et l'homme devient exsangue et anémique à la suite d'hémorrhagies répétées et abondantes. L'hémorrhagie, que nous appellerons volontiers artificielle, et qui résulte de l'emploi de la lancette, d'une blessure par instrument tranchant, ne détermine qu'une anémie passagère, pourvu qu'elle ne se répète pas. Les hémorrhagies puerpérales sont des causes fréquentes d'anémie chez les femmes.

L'hémorrhagie, il faut le dire, est souvent aussi passive, c'est-à-dire, n'est que l'effet de l'appauvrissement, de la liquéfaction du sang, qui transsude au travers des vaisseaux, comme dans le pourpre hémorrhagique, la variole noire, les épistaxis, le flux hémorrhoïdal.

Dans quelques contrées chaudes, certaines hémorrhagies sont en quelque sorte endémiques, tels sont les flux sanguins intestinaux de l'Égypte, l'hématurie des îles qui laissent à leur suite un état anémique.

Maladies aiguës et chroniques. — Qui ne connaît, pour l'avoir éprouvé soi-même, l'état de faiblesse dans lequel vous laisse une maladie aiguë, quelle qu'elle soit, surtout si elle a une durée assez longue, comme la fièvre typhoïde, la pleurésie, le rhumatisme articulaire, etc.... Mais la faiblesse est bien plus intense quand la maladie est devenue chronique, quelle qu'en soit la nature, et parmi celles qui doivent le plus nous occuper ici, citons le rhumatisme et la goutte chronique, les dyspepsies, l'albuminurie, le diabète sucré, les maladies de l'utérus, les diathèses cancéreuse, tuberculeuse, syphilitique...

Avant d'aborder l'étude des symptômes et du traitement de l'anémie générale ou partielle, il convient, croyons-nous, d'indiquer quelles sont les altérations chimiques et pathologiques que subit le sang dans sa masse ou dans ses principes élémentaires.

Mais, pour bien connaître les modifications qu'il éprouve, il est essentiel d'indiquer ici très-sommairement ce qu'est le sang, cette précieuse liqueur qui apporte la vie à tous nos organes.

Le *sang*, ou *chair coulante*, comme l'a justement appelé Bordeu, est un liquide assez épais, d'une couleur rouge tantôt claire et vermeille, tantôt foncée, comme noire, qui remplit le système entier des vaisseaux artériels et veineux. Sa densité est de 1,052 à 1,057, il a une saveur salée et une odeur *sui generis* un peu nauséeuse. Tiré des vaisseaux il se divise en deux parties : l'une liquide, jaunâtre, c'est le sérum, l'autre mi-solide, rougeâtre, nageant dans le sérum, c'est le caillot.

Dans les vaisseaux, le sang se compose :

1° D'éléments anatomiques en suspension, en moyenne 141 pour 1000 (hématies et leucocytes);

2° D'un plasma dont la composition est complexe et qui renferme de l'oxygène, de l'hydrogène, de l'azote, de l'acide carbonique, de l'eau ($\frac{779}{1000}$ chez l'homme, ($\frac{791}{1000}$ chez la femme), du chlorure de sodium, $\frac{34}{1000}$, du chlorure de potassium, du sulfate de potasse et de soude, du carbonate de soude, de potasse, de chaux et de magnésie, du phosphate de soude, de potasse, de magnésie, du phosphate de chaux, du phosphate de fer, du manganèse ;

Des lactates et urates alcalins, des oléates, des margarates, des butyrates alcalins, de la créatine, de la créatinine, de la séroline, de la cholestérine, de la glycose;

Enfin, de la fibrine $\frac{2{,}60}{1000}$, de l'albumine $\frac{69}{1000}$, de l'albuminose, de la biliverdine.

Quand on tire du sang des vaisseaux, il se sépare dans la palette en deux parties bien distinctes : le caillot et le sérum.

Le caillot est constitué par la coagulation de la fibrine,

qui entraîne tous les éléments anatomiques en suspension, lesquels éléments sont formés par les globules (globules rouges du sang qui colorent le caillot et que l'on peut numérer (Hayem, Malassez).

Le sérum est un liquide jaunâtre, transparent, d'une densité de 1,026 à 1,028, dont voici l'analyse succincte (pour un litre) :

Bicarbonate de soude....... — de chaux....... — de magnésie.... Lactate de soude...........	5.000
Chlorure de sodium......... — de potassium...... — d'ammonium......	5.5
Sulfate de soude............	1
Phosphate de soude......... — de magnésie.....	0.5
	12.000

Si nous comparons l'analyse de l'eau de Royat à cette précédente analyse, nous verrons *que 2 litres de cette eau représentent à peu près 1 litre de sérum.*

EAU DE ROYAT :

Bicarbonate de soude....... — de potasse...... — de chaux....... — de magnésie....	3.500
Chlorure de sodium.........	1.728
Sulfate de soude............	0.185
Phosphate de soude.........	0.018
Bicarbonate de fer..........	0.048
	5 511

C'est la meilleure preuve qu'on puisse donner pour démontrer la valeur de l'eau de Royat comme agent reconstituant dans les anémies.

*
* *

CHIMIE PATHOLOGIQUE DE L'ANÉMIE.

La densité du sang des anémiques est moindre que celle du sang normal ; elle est de 1,021 à 1,023, au lieu de 1,039 à 1,090 qui est la densité normale.

A l'aréomètre de Baumé, la densité du sang anémique descend de 7° à 5°,5 (Bouillaud). Tous les auteurs s'accordent à reconnaître une altération constante dans l'anémie, c'est la diminution dans la proportion des globules.

Les pertes de sang sont une cause indiscutable de l'appauvrissement globulaire. Après trois saignées, le chiffre des globules est descendu de 109,3 à 93,5, et après six saignées, de 114,8 à 76,6. La quantité des globules peut donc diminuer d'un tiers sur la masse totale.

La moyenne du chiffre des globules chez les chlorotiques serait de 64 pour 1,000, au lieu de 173, chiffre considéré comme normal (Denis) ; de 63 au lieu de 128 (Burin-Dubuisson) ; il y aurait oscillation du chiffre des globules de 120 à 40 d'après Becquerel. Le premier chiffre représenterait l'anémie à un degré faible ; le chiffre intermédiaire, l'anémie moyenne ; le chiffre le plus bas, l'anémie poussée au dernier degré.

Les globules rouges sont-ils altérés dans leur forme et leur aspect dans l'anémie ?

Andral croit avoir remarqué dans le sang des chlorotiques des globules plus petits, comme brisés. Virchow et Schultz ont constaté une proportion plus considérable de globules rouges chez les cachectiques, mais plus petits, résistant aux réactifs, globules vieillis, dégénérés. Dans diverses observations micrographiques, Potain a cru voir une augmentation de ces corpuscules dits mélaniques dans le sang des malades atteints d'anémie cachectique.

Les globules blancs conservent leur rapport normal avec les globules rouges dans l'anémie. Ce n'est que dans la leucocytémie qu'ils arrivent quelquefois à égaler en quantité les globules rouges.

Quant au fer, il diminue dans le sang dans la même proportion que les globules. Si, avec Bischoff, on estime à 5 kilogrammes la masse totale et moyenne du sang, il doit exister environ $2^{g}75$ de fer dans ce liquide, ce qui représente 0,55 centigr. pour 1 kilogramme de sang (analyses de Becquerel). La quantité totale de fer peut diminuer de moitié dans l'anémie et dans la chlorose.

L'albumine et la fibrine varient peu dans leurs proportions, si ce n'est dans les anémies consécutives à de grandes hémorrhagies.

SYMPTOMES DE L'ANÉMIE GÉNÉRALE.

L'on conçoit facilement que les symptômes de l'anémie soient variables et doivent présenter un aspect différent, une face nouvelle, chaque fois que tel ou tel organe est appelé à fonctionner. Cela revient à dire que l'aspect de la maladie varie chaque fois que les fonctions physiologiques de chaque organe en particulier sont mises en action. Mais tâchons de saisir sur le vif la physionomie de l'anémique.

Les anémiques ont généralement le visage pâle, les lèvres, les muqueuses de la bouche, des yeux, blêmes et exsangues. Il en est de même de toutes les muqueuses, ce qu'il est facile de constater sur la muqueuse vaginale chez la femme anémique. Tous les tissus, d'ailleurs, prennent leur part de cette pâleur que l'on a appelée terreuse et que l'on a comparée aussi à la couleur de la *cire vieille*. Les conjonctives, les cornées, le fond de l'œil, comme on peut s'en assurer par l'ophthalmoscope, présentent une décoloration plus ou moins accusée. Il est néanmoins des anémiques dont le visage se colore à la suite d'une moindre émotion, de la moindre marche ou fatigue, et qui conservent un embonpoint relatif. Cependant, dès qu'ils sont soumis à la moindre fatigue, la plus légère même, telle que celle de gravir une pente douce, un escalier de quelques marches, de porter le plus petit fardeau, ils se plaignent d'éprouver des battements de cœur, de l'essoufflement, de la faiblesse dans les membres inférieurs, si bien que la moindre promenade, l'exercice musculaire le plus modéré leur devient insupportable.

Chez la plupart des anémiques, on a observé aussi la pâleur des extrémités (mains et pieds), s'accompagnant volontiers d'une sensation constante de froid, sensible même pour le médecin explorateur.

Mais les phénomènes morbides les plus bizarres sont présentés par le système nerveux, qui devient d'une irritabilité excessive. Ces phénomènes sont encore bien plus accusés dans la chlorose. Aussi, les anciens disaient-ils avec raison : *Sanguis moderator nervorum*. L'on entend les anémiques se plaindre fréquemment de douleurs lancinantes ou obtuses tantôt au sommet de la tête, au front, à la tempe, à l'occiput ; la douleur siége quelquefois sur la moitié du crâne ou de la face (migraine). En outre, ils accusent de la tendance aux éblouissements, aux vertiges, à la syncope même, surtout quand, quittant la position horizontale, ils prennent la position verticale, ou lorsqu'ils sont restés à jeun plus longtemps que d'habitude.

A ce degré, les malades deviennent d'une irritabilité extrême, et les gens du monde attribuent alors à un défaut de caractère, à de l'originalité, ce qui n'est que l'effet de la maladie : les malheureux anémiques ne peuvent plus supporter le moindre bruit ; l'éclat de la lumière, une odeur suave, le son de la musique, tout leur devient insupportable. Quelques-uns entendent des bruits étranges qu'ils comparent aux ron-rons du chat, au sifflement du vent, au bruit d'une chute d'eau ; d'autres sont affectés de troubles visuels, caractérisés par de l'amblyopie, de la diplopie, ou de l'héméralopie. Leur peau est quelquefois insensible ; d'autres fois, au contraire, elle présente une hyperesthésie douloureuse très-pénible et qui cède difficilement.

Nous laissons de côté, pour l'indiquer plus loin à propos de la chlorose, les névralgies et névroses diverses que l'on observe chez les anémiques. Elles sont encore bien plus accentuées chez les chlorotiques.

Mais il est un point de pathologie spéciale sur lequel il convient d'insister : nous voulons parler des phénomènes que l'on observe du côté du cœur et des gros vaisseaux chez les anémiques.

Il a été dit plus haut que les premiers signes de l'anémie consistaient dans des essoufflements, de l'oppression, des battements de cœur, à la suite du moindre effort musculaire. Ces battements cardiaques deviennent souvent très-pénibles pour les malades. En appliquant la main sur la région précordiale, on sent, en effet, quelquefois un choc violent du cœur contre les parois thoraciques ; d'autres fois, au contraire, l'impulsion cardiaque est faible, et néanmoins les malades disent éprouver des battements très-accentués, à rompre la poitrine. Il est rare d'observer cependant une augmentation ou une diminution dans le volume du cœur. Les bruits sont nets, réguliers, s'accompagnant ordinairement d'un souffle doux à la base. Ce souffle n'est pas constant.

Les caractères du pouls sont variables : il est le plus souvent petit, faible, déprimé ; d'autres fois il a de l'amplitude, mais il reste dépressible ; il devient rapide, vif, à la suite de la moindre fatigue et de l'émotion la plus légère.

En appliquant le doigt sur le trajet des vaisseaux du cou, on sent quelquefois un frémissement plus ou moins accentué. Enfin, à l'aide du stéthoscope placé sur le cou convenablement tendu, on entend le long de ces mêmes vaisseaux un bruit de souffle dont la force, le timbre, la continuité varient suivant les sujets. Ces bruits, que l'on peut percevoir sur le trajet d'autres vaisseaux que ceux du cou, sont ronflants, sibilants, musicaux (chant des artères, bruit de tourterelle, de diable). Ces bruits sont produits dans les artères et les veines, et d'une manière générale : les bruits intermittents dans les artères, les bruits continus dans les veines (Aran, Ward, Hope). Ces bruits anormaux peuvent être déterminés ou modifiés par divers états que l'on peut rapporter aux parois des vaisseaux, à la variation dans la densité du liquide sanguin et à sa circulation.

Les expériences récentes de Chauveau, professeur de médecine expérimentale et comparée de la Faculté lyonnaise, ont démontré que lès souffles anémiques étaient dus à une sorte de remous éprouvé par le fluide sanguin, en passant de la partie étroite du calibre du vaisseau dans une partie élargie ; d'un autre côté, Bouillaud a démontré que les bruits de souffle étaient d'autant plus accentués, que le sang perdait de sa densité ou de sa viscosité. Cet effet se produit dès que la proportion des globules sanguins diminue. Aussi, Andral a-t-il établi comme règle que le souffle vasculaire se manifeste dès que les globules descendent au-dessous de $\frac{80}{1000}$. La diminution du sang dans sa masse ne détermine pas de souffle dans les vaisseaux (Beau, Bouillaud).

Etudions maintenant ce qui se passe du côté de la respiration, de la calorification, de la digestion et des sécrétions chez les anémiques. Quelques auteurs ont avancé que la quantité d'acide carbonique expiré était moindre chez les gens atteints d'anémie, et ont expliqué cette diminution de l'acide carbonique expiré par une combustion pulmonaire moins active. Cela équivaudrait à dire que la quantité d'acide carbonique produite par l'acte respiratoire est proportionnelle aux globules sanguins.

Cette théorie n'a rien d'absolu, et il est facile de le démontrer par l'analyse des produits de la respiration infantile, où l'acide carbonique d'expiration n'est pas en proportion avec la richesse des globules rouges, moindre chez eux.

Les fonctions digestives présentent souvent de l'irrégularité, de la paresse, et si l'inappétence persiste, l'on voit alors l'embonpoint diminuer, les forces aller en décroissant.

Il n'est pas rare d'observer chez les anémiques une tendance au refroidissement des extrémités, ce qui a fait dire que leur température était diminuée. Le thermomètre placé sous l'aisselle n'indique pas un abaissement sensible de la normale. Néanmoins, malgré les signes fournis par le thermomètre, les anémiques accusent une sensibilité très-grande au froid qui les impressionne désagréablement, et ils ont beaucoup de peine pour se ranimer.

L'anémie a une influence manifeste sur la sécrétion urinaire, qui diminue notablement après une perte de sang. Mais dans l'anémie et la chlorose faible (premier degré), la quantité d'urine sécrétée dans les vingt-quatre heures est normale ; seuls l'urée et l'acide urique diminuent. La dose moyenne et quotidienne de l'urée, étant de 16 grammes, peut s'abaisser à 7 et 5 grammes ; l'acide urique descend de 0,55 centigr., dose normale, à 0,35 et même 0,14. L'urée serait donc proportionnelle à l'abondance plus ou moins grande des globules rouges du sang. Ce fait constant serait une preuve à l'appui de l'opinion de quelques auteurs (Führer et Ludwig), qui ont démontré par leurs recherches physiologiques que l'urée provenait directement de la transformation des globules du sang.

Quant à la sueur, elle est généralement moins abondante. Cependant, il n'est pas rare d'observer chez les sujets atteints d'anémie intense, des sueurs quelquefois profuses, surtout quand il existe des tendances à la syncope.

Il est parfois assez difficile de distinguer l'anémie de la pléthore, tant il est vrai que deux affections absolument contraires peuvent présenter des symptômes analogues. Ainsi, dans l'anémie nommée *anemia fortiorum*, on observe la coloration, la turgescence de la face et des téguments, les vertiges, la céphalalgie, le sifflement des oreilles, les battements de cœur, comme dans la pléthore. Un examen attentif du sujet, des produits de sécrétion et l'auscultation du cœur, devront mettre rapidement sur la voie.

***

PRONOSTIC.

L'anémie est-elle grave ? Oui et non.

Non, quand l'anémie est légère, anémie du premier degré, quand elle est consécutive à une hémorrhagie, car, dans ce dernier cas, la réparation se fait plus rapidement ; quand elle est artificielle, c'est-à-dire quand elle est sous la dépendance d'une hygiène mauvaise et qu'à volonté on peut avantageusement modifier.

Oui, quand passant au deuxième et surtout au troisième degré, elle s'accompagne d'amaigrissement, de perte de l'appétit, et principalement de syncopes. La syncope peut toujours être considérée comme grave chez les anémiques.

Enfin, si l'anémie, par suite de l'impossibilité de soustraire le malade aux influences qui l'entretiennent, passe à l'état chronique, on aura à redouter l'éclosion de quelque diathèse restée latente jusqu'alors, et dont l'invasion sera d'autant plus funeste, qu'elle s'emparera d'un terrain appauvri et impropre à la résistance.

En un mot, l'anémique doit concevoir une sollicitude légitime sur son état.

***

§ 2. — ANÉMIE LOCALE.

Le terme d'anémie locale ou ischémie (Frank, Virchow) signifie un trouble circulatoire ou plutôt une difficulté pour l'arrivée du sang dans telle ou telle partie. Quand le sang cesse de pénétrer dans un de nos organes, cet organe meurt, se gangrène ; mais quand il pénètre en moins grande abondance qu'il le devrait, surgissent divers phénomènes, divers troubles fonctionnels variables suivant l'organe ischémié.

En un mot, l'ischémie consiste en une inégalité de répartition du liquide sanguin dans les tissus. Une simple comparaison fera encore mieux comprendre cette définition : que l'on se figure une prairie irriguée par des canaux dirigés et creusés dans tous les sens; qu'un de ces canaux, pour une cause ou pour une autre, vienne à s'oblitérer ou à ne laisser passer qu'un très-petit volume d'eau, la portion de prairie à laquelle il aboutit sera plus sèche, moins verte, le gazon y poussera moins dru : c'est l'ischémie; que tous les canaux réunis ne laissent passer qu'une eau insuffisante ou de qualité médiocre, toute la prairie s'en ressentira : c'est l'anémie.

La lumière n'est pas encore bien faite sur ce point de pathologie, par suite des résultats pour ainsi dire négatifs fournis par l'anatomie pathologique. Mais nous pouvons en étudier les signes.

Il paraît démontré que l'anémie locale est déterminée par les deux ordres de phénomènes suivants :

1° Ou les artères cessent de porter aux organes le sang qui leur est nécessaire;

2° Ou les vaisseaux capillaires refusent de le recevoir.

Dans le premier cas, le cours du sang est modifié dans les vaisseaux, soit par un obstacle mécanique, soit par de l'insuffisance dans l'ondée cardiaque.

Dans le second cas, par la compression mécanique, l'atrophie, le spasme des petits vaisseaux.

Nous ne voulons point entrer dans la définition du mode de production de ces diverses variétés d'anémie locale; notre intention est de donner sommairement la physionomie spéciale de l'ischémique suivant l'organe affecté.

On observe fréquemment de l'anémie cérébrale ou médullaire, des glandes, des reins, de la peau, de la rétine, des muqueuses génitales.

Dans l'anémie cérébrale, nous constatons des vertiges, des sensations de sifflement dans le conduit auditif, de l'hésitation dans la marche ; le malade ressemble parfois à un homme ivre. Il y a des tendances à la syncope et, à un degré plus avancé, à la syncope ou à l'apoplexie nerveuse. Les facultés intellectuelles éprouvent un ébranlement qui se manifeste par la perte de la mémoire, de la paresse dans la conception des idées et le langage. Ces divers phénomènes deviennent bien plus appréciables quand le malade quitte la position horizontale pour prendre la verticale, par exemple le matin, au sortir du lit, quand il se met debout ou fait quelques pas dans l'appartement. Dans la position déclive, le sang pénètre plus facilement dans les vaisseaux cérébraux ; il n'a pas à lutter contre les lois de la pesanteur, qui deviennent au contraire un obstacle dans la position verticale ; aussi, un des meilleurs moyens de diagnostic de l'anémie cérébrale consiste dans la détermination des divers phénomènes que nous venons d'énumérer, soit lorsque le malade est debout ou couché. Une indication bien précise donnée par les malades à cet égard fournit un élément précieux au diagnostic.

L'ischémie de la moëlle entraîne à sa suite des paralysies, des paraplégies auxquelles on a donné le nom de paralysies *sine materia*, de la paresse et un vice de contractilité de la fibre musculaire, des troubles de la sensibilité. Brown-Séquard explique cette anémie par une véritable contracture des capillaires myéliques.

Les poumons et le cœur peuvent être anémiés partiellement ; alors le malade est menacé d'un genre spécial d'asphyxie ou d'une paralysie anémique du muscle cardiaque, le cœur gauche ne recevant plus une quantité de sang suffisante pour entretenir la circulation dans son propre tissu (Virchow).

Quand il y a ischémie du système cutané, on observe de la décoloration, de la pâleur de la peau ; en même temps la température s'abaisse surtout aux extrémités, la peau se ride, s'affaisse, les doigts s'effilent, les anneaux y deviennent libres ; la sensibilité cutanée diminue, ou est abolie, notamment dans certaines régions. On peut alors piquer, pincer la peau sans que le sujet accuse de la douleur, comme chez certaines hystériques. L'abaissement de la température a été utilisé en thérapeutique pour produire ces effets d'anesthésie (anesthésie locale) que l'on obtient soit par l'application de la glace, les mélanges réfrigérants ou l'évaporation de l'éther. Tout le monde connaît d'ailleurs cette sensation du *doigt mort*, de l'onglée, en hiver, où l'anesthésie souvent complète et non permanente des doigts, fait que le choc, la pression, le pincement sont complétement insensibles jusqu'à ce que la circulation y soit revenue. Les glandes cutanées, par le fait de l'ischémie, ne sécrètent plus de sueur ; la peau est constamment sèche.

L'ischémie rénale se manifeste par la diminution de la sécrétion urinaire ; car il est démontré qu'il faut un certain degré de pression dans l'artère rénale pour que l'urine sécrétée soit en quantité normale ; pour le foie, la sécrétion biliaire est amoindrie.

Du côté des organes des sens que nous avons déjà envisagés en parlant de la peau et du toucher, l'ischémiè produit les phénomènes suivants :

L'ischémie oculaire : des brouillards, phantasmes, plaques noires, colorées, lumineuses ;

L'ischémie des muqueuses de l'odorat, du goût, de la

génération : des sensations bizarres, que l'on peut appeler des hallucinations des sens du goût et de l'odorat; si bien que l'on n'attache pas à une odeur ou à une saveur définie et connue son caractère vrai.

Du côté des organes génitaux, c'est de l'insensibilité, de la frigidité, de la répulsion.

L'anémie locale entraîne comme conséquence directe, quand elle est de quelque durée, l'atrophie de l'organe ischémié, et peut déterminer consécutivement des transformations des plus graves dans les tissus, tels que des hypérémies, des hémorrhagies, et même le ramollissement et la mortification. Le pronostic n'est donc pas sans gravité.

Cette étude portant seulement sur l'anémie et la chlorose, envisagées au point de vue du traitement hydrominéral de Royat, nous renvoyons à la fin du mémoire, et après l'étude de la chlorose, la question si importante du traitement, qui est presque identique pour l'une et l'autre maladie.

Enfin, après le chapitre consacré à la thérapeutique thermale, l'on trouvera les observations concernant les malades atteints d'anémie ou de chlorose, traités avec succès à Royat.

CHAPITRE II.

De la Chlorose (Pâles couleurs).

Le mot *Chlorose* a été employé pour la première fois par Jean Varandal, professeur à la Faculté de Montpellier, en 1615, pour désigner cette maladie connue sous le nom de pâles couleurs, de chloro-anémie, termes dont nous nous servons aujourd'hui en même temps que de celui de chlorose, usité par Varandal, pour indiquer cette sorte de cachexie, caractérisée par la teinte verdâtre de la peau, la pâleur se rapprochant de la teinte jaunâtre de la cire blanche vieillie et cet alanguissement général dont la cause première paraît tenir à l'altération du liquide sanguin.

Nous n'avons pas l'intention de faire ici l'historique de la chlorose. Qu'il nous suffise de dire que pendant tout le moyen-âge et les siècles derniers, les médecins, parmi lesquels nous citerons les grands noms d'Ambroise Paré, de Mercatus, de Lazare Rivière, de Sennert, d'Hoffmann, de Stoll, attribuaient la chlorose à des troubles de la menstruation, ou plutôt à la rétention des menstrues. Voici ce qu'écrivait A. Paré : « A d'au cunes, le sang menstruel ne s'écoule à cause que les vaisseaux, à scavoir veines et artères sont angustes et estroicts et encore non destouppez ; si, que ne pouvant sortir, regorge en la masse sanguinaire, qui s'altère et corrompt, faulte d'être évacué, et toute l'habitude du corps ne peut être bien nourrie, dont se fait leucophlegmatie, qui fait le corps tout bouffi, et la couleur du visage basannée et blaffarde ; c'est pourquoi on les appelle palles couleurs. »

La chlorose était donc spéciale au sexe féminin *(morbus virgineus)*, et provenait, d'après ces auteurs, d'une espèce d'intoxication du liquide sanguin, par le sang menstruel. On compte encore de nos jours bien des partisans de la théorie attribuant exclusivement la chlorose à la femme, parmi lesquels l'on peut citer les noms de médecins éminents des hôpitaux de Paris : M. Moutard-Martin (1), Monneret, Beau, Trousseau et Pidoux (2), qui écrivaient dans leur traité de thérapeutique : « Chez la femme, à l'époque de la puberté, un appareil, qui pendant quinze ans n'avait donné aucun signe de vie, s'éveille tout à coup, pour devenir le centre de nouvelles fonctions, qui exigent une somme de vitalité telle et tellement spéciale, qu'il semble qu'un être nouveau soit désormais ajouté au premier être, le dirige et le maîtrise, au point de caractériser la femme. Souvent, cet empire des organes reproducteurs s'établit facilement, sans troubles ; mais, d'autres fois, ce moment est marqué par de violentes perturbations. La vitalité abandonne tous les autres appareils, l'utérus languit lui-même, et ne peut entrer en

(1) Moutard-Martin. *Des accidents qui accompagnent l'établissement de la menstruation. — De la Chlorose en particulier* (1846).

(2) Trousseau et Pidoux. *Traité de thérapeutique* (1862).

possession de ses importantes attributions. L'assimilation se fait mal ; et le sang, sans hémorrhagie, sans écart de régime, s'appauvrit, par la diminution considérable du nombre des globules, ne fortifie rien, ne donne rien, n'enlève rien. Ce qui lui manque d'ailleurs c'est bien plus la vie que la quantité. »

Après les travaux hématologiques d'Andral et Gavarret, un grand nombre de médecins ne virent dans la chlorose qu'une anémie, tenant soit à une aglobulie, une hydrémie (Bouillaud), ou à une diminution de la fibrine (Fœdisch), ou de l'albumine (Lassalvy).

On confondit donc la chlorose avec l'anémie et pour désigner ces états intermédiaires, Bouillaud créa le terme de chloro-anémie. La chlorose n'était donc pas une affection spéciale à la femme et le mal était étendu aux deux sexes. Dans ce camp nous trouvons Grisolle, Blaud, Nonat et Germain Sée. Suivant ce dernier auteur, la chlorose, ou plutôt les chloroses, car il en considère plusieurs variétés, se montrent chaque fois qu'il y a disproportion entre les forces de développement et les moyens réparateurs. Il s'ensuit que la chlorose est une anémie. Il n'existe pour lui aucune différence entre l'anémie et la chlorose, et l'altération du sang est identique dans l'une comme dans l'autre. Il n'établit qu'une seule différence : chez la chlorotique, la graisse est épargnée, chez l'anémique au contraire, la déperdition porte sur tous les éléments. G. Sée établit une classification qui a quelques points d'analogie avec celle de Sauvages : il admet la *chlorose de la puberté* (chlorose virginale, *chlorosis amatoria* de Sauvages) ;

La chlorose puerpérale (chlorose des femmes grosses) *(Sauvages)*;

La chlorose héréditaire ;

La pseudo-chlorose-infantile (chlorose des enfants) (Sauvages).

Enfin, nous ne pouvons passer sous silence une troisième théorie qui compte comme représentants : Sydenham, Eisenmann, Becquerel, Cocchi, Putégnat, Auphan, etc. D'après ces auteurs, la chlorose serait une névrose. La chlorose n'atteindrait que presque exclusivement les femmes à l'époque de la puberté ou de la première apparition des règles; époque qui n'est pas seulement caractérisée par les changements qui arrivent du côté de l'appareil génital ; mais par une révolution profonde que subit dans ce temps, le moral ; et cette révolution doit retentir sur toutes les fonctions de la vie, qui sont placées sous l'empire immédiat du système nerveux ganglionnaire, telles que la digéstion, la circulation, la respiration, les sécrétions (Hœfer, *Parrot*, art. *Chlorose*).

L'altération du sang ne serait donc que secondaire ou consécutive, d'après cette théorie, ou pourrait manquer quelquefois.

Virchow et son école ont émis une quatrième théorie de la chlorose, qui pour lui serait due à une altération de l'appareil vasculaire, de nature inflammatoire et serait commune à l'homme et à la femme. Nous ne la rappelons que pour mémoire.

Avant de donner notre opinion personnelle sur la nature de la chlorose, il est convenable d'émettre quelques aperçus sur l'anatomie pathologique de cette maladie.

***

Anatomie pathologique. — Ce qui a fait admettre par bien des pathologistes la similitude absolue de la chlorose avec l'anémie, c'est l'analyse du sang qui dans l'une comme dans l'autre, se trouve altéré dans ses parties fondamentales. Jusqu'ici il a été impossible, soit par l'analyse chimique, soit par le microscope, d'établir une différence entre le sang de la chlorose et celui des autres anémies.

Le sang des chlorotiques est pâle; il paraît plus liquide que le sang ordinaire. Quand il est tiré de la veine, il se coagule, mais le caillot est petit, la quantité de sérum qui se sépare est considérable et le caillot ne forme environ que les $\frac{3}{10}$ ou même $\frac{1}{10}$ de la masse totale du sang, tandis qu'à l'état normal le sérum est au sang comme 5 est à 8.

Fœdisch a trouvé que le sang d'une femme à l'état de santé contenait :

Cruor.	Sérum.	Fibrine.	Fer.	Eau.
12,400	8,601	2,511	0,801	75,687

Le même chimiste, analysant le sang d'une chlorotique, a trouvé les proportions suivantes :

Cruor.	Sérum.	Fibrine.	Fer.	Eau.
9,141	0,261	0,640	0,330	80,628

Les globules rouges diminuent dans une notable proportion et présentent, d'après Duncan, une altération individuelle; plongés dans une solution de chlorure de sodium, ils laissent échapper plus rapidement leur principe colorant. Chaque globule rouge d'une chlorotique contient moins d'hémoglobine qu'un globule sain. Corazza et Duncan pensent que l'altération propre de la chlorose est la diminution de l'hémoglobine.

Nous croyons qu'il faut regarder les lésions anatomiques des vaisseaux (dégénérescence graisseuse des vaisseaux du cœur, de Niemeyer et Virchow), l'ulcère simple de l'estomac (Luton, de Reims), comme des complications et non comme des causes de la chlorose.

CAUSES ET NATURE DE LA CHLOROSE.

Nous venons de voir que trois théories principales existent sur l'origine de la chlorose.

Quelques médecins ont admis qu'elle était spéciale à la femme et qu'elle était déterminée par une sorte d'intoxication de l'économie par la rétention des menstrues. Cette théorie ne compte guère plus de partisans.

D'autres veulent que la chlorose ne soit qu'une anémie. Enfin, une troisième école soutient que la chlorose est une névrose compliquée ordinairement d'anémie, et plus spéciale au sexe féminin.

Nous appartenons à cette école et nous croyons que le mot chlorose doit être maintenu pour désigner cet état nerveux spécial aux jeunes filles, suivi plutôt que précédé d'anémie.

La désignation de chloro-anémie appliquée à cette affection nous paraît la plus juste et la plus véritable.

Les anciens, qui étaient d'aussi bons observateurs que nous, mais qui comme nous n'avaient pas à leur disposition les procédés d'investigations scientifiques basés sur l'analyse chimique et micrographique, avaient bien remarqué qu'il existait un genre particulier de maladie propre à la femme et se manifestant presque uniquement chez les jeunes filles qui n'ont pas encore eu leurs règles ou qui les ont d'une manière insuffisante ou désordonnée; D'où le nom de *morbus virgineus*. « Cette étiologie traditionnelle nous semble la seule admissible; lorsqu'on l'admet en effet, la physionomie de la chlorose est spéciale et caractéristique, tandis que si l'on sort des limites qu'elle impose, on tombe dans une confusion nosologique où ce mal devient synonyme d'anémie. Ainsi, les pâles couleurs sont engendrées par un trouble qui met obstacle à l'évolution sexuelle (1). »

La chlorose peut-elle exister chez l'homme ? Théoriquement oui, si le travail de la puberté est entravé dans son évolution, ce qui est extrêmement rare. Tandis que chez la jeune fille, les choses se passent tout autrement. L'appareil de la génération chez elle absorbe à son profit tout le travail de développement et peut devenir le siége de désordres tels que l'économie tout entière peut en être atteinte; d'où la chlorose. Il en est de même de l'hystérie qui théoriquement peut exister chez l'homme, comme cela a été observé, mais que l'on ne retrouve, dans la pratique, que chez la femme.

Nous aurons donc, dans l'étude de cette question, le soin de laisser dans l'ombre ces subtilités quelque peu byzantines de discussion scientifique, pour l'aborder par ses vrais côtés.

SYMPTOMES DE LA CHLOROSE.

Apparence extérieure. — Quand on examine une malade chlorotique, un symptôme frappe tout d'abord, c'est la pâleur de la face. Cette pâleur varie avec la couleur plus ou moins foncée de la peau et aussi suivant l'ancien-

(1) Parrot. *Dict. encyclop.*

neté de la maladie. Habituellement les joues sont décolorées, la peau a pris une teinte mate générale. La figure est bouffie, les lèvres sont pâles ainsi que les gencives et la langue qui paraît quelquefois exsangue. La muqueuse oculaire est d'un blanc bleuâtre, la conjonctive palpébrale est décolorée. Il en est de même des parties génitales : petites lèvres et orifice du vagin. Chez quelques chlorotiques dont le teint n'est pas aussi altéré que nous venons de l'indiquer, on retrouve des lignes pâles, comme verdâtres, à la base des ailes du nez, dans le sillon naso-labial. Les yeux sont mornes et abattus.

En même temps, on observe la mollesse et la flaccidité de tous les tissus, un léger œdème des pieds et des membres inférieurs quand les malades ont marché ou sont restées longtemps debout. Cette infiltration du tissu cellulaire peut même gagner la face et les paupières. Cette atonie de tous les tissus explique la fatigue qu'éprouvent les chlorotiques au moindre exercice. En outre, le cou est soulevé fortement par les pulsations des artères carotides.

Organes de la génération. — Les troubles observés du côté des organes de la génération sont tels que bien des médecins leur ont attribué la cause réelle de la chlorose. Parmi les plus habituels, il faut citer la *dysménorrhée*, qui est caractérisée principalement par un écoulement menstruel insuffisant, accompagné de douleurs vives aux lombes, aux aines, à la partie supérieure des cuisses, des épreintes au col de la vessie et à l'anus. De plus, le sang qui sort de la vulve est rosé, comme séreux, ressemblant à de l'*eau rousse*. Il y a quelquefois *aménorrhée*. Les règles sont alors suspendues. L'aménorrhée est primitive ou secondaire. C'est alors que l'on peut observer ces flux hémorrhagiques dits *supplémentaires*, sous forme de saignements de nez, de crachements ou de vomissements de sang, ou quand les règles reparaissent par une véritable métrorrhagie. (Chlorose ménorrhagique. — Trousseau, Sauvages.)

Un écoulement blanc, leucorrhéique (pertes blanches), paraît fréquemment chez les chlorotiques, qu'il y ait aménorrhée ou dysménorrhée. Nous reviendrons sur cette question à propos du traitement.

Système nerveux. — Dans la chlorose, le système nerveux tout entier est atteint. Il est donc utile, pour mettre quelque clarté dans l'exposition, de passer en revue les différents appareils qui en dépendent. Nous examinerons donc successivement :

a. Les symptômes nerveux de l'appareil digestif,
b. De l'appareil respiratoire,
c. De l'appareil circulatoire,
d. De l'appareil génito-urinaire,
e. De l'appareil locomoteur,
f. De l'appareil sensitif.

a. Symptômes nerveux de l'appareil digestif. — L'appétit chez les chlorotiques est généralement diminué. Il existe un dégoût plus ou moins profond pour certains aliments, notamment pour les substances grasses. Les malades sont quelquefois atteintes de *boulimie*, et alors elles mangent abondamment, vomissant ou digérant la grande quantité d'aliments qu'elles ont pris. L'estomac se gonfle de gaz qui deviennent une gêne pour la respiration; l'éructation l'en débarrasse habituellement. Mais un symptôme bien plus commun chez les chlorotiques est la *gastralgie* caractérisée par des douleurs plus ou moins violentes de l'estomac. Ces douleurs précèdent généralement l'apparition de la chlorose et l'accompagnent pendant toute sa durée ; elles paraissent le plus habituellement après le repas. Tantôt les malades accusent un peu de lourdeur d'estomac avec élancements intermittents. Le vomissement les accompagne souvent : vomissement de matières glaireuses, filantes, ou de matières alimentaires rejetées en totalité ou en partie.

Quelques malades éprouvent de l'entéralgie, coliques nerveuses, violentes, avec diarrhée ou constipation, cette dernière étant de beaucoup la plus fréquente. Comme l'estomac, l'intestin peut être distendu par des gaz déterminant des borborygmes se produisant d'une manière continue et s'entendant à une grande distance.

b. Symptômes nerveux de l'appareil respiratoire. — On a signalé de la dyspnée accompagnée d'une petite toux sèche et quinteuse, tenace, et en dehors de l'influence d'une affection broncho-pulmonaire. Les chlorotiques éprouvent ces phénomènes fatigants même au repos, mais c'est surtout quand elles marchent que l'oppression augmente. Bien que cet ordre de phénomènes soit purement nerveux, il sera bon de surveiller attentivement les organes respiratoires.

c. Symptômes nerveux de l'appareil circulatoire. — Les palpitations du cœur, l'irrégularité de ses battements sont la règle dans la chlorose. Quelquefois l'impulsion cardiaque est très-forte, les battements sont énergiques, le cœur paraît augmenté de volume ; dans d'autres cas c'est le contraire qu'on observe, mais, la chlorose guérie, on retrouve le cœur avec son volume normal. Le pouls, qui est l'image du cœur, présente comme lui les intermittences de force et de faiblesse que nous venons de signaler. Voilà pour le côté nerveux. A côté de ces troubles nous devons placer les divers bruits anormaux que l'on entend dans le cœur et les gros vaisseaux. Ces bruits anormaux dont il a été déjà question à propos de l'anémie, sont dus à l'altération du liquide sanguin.

Souvent on entend au cœur un bruit de souffle très-doux accompagnant le premier temps. Quand ce bruit existe on le perçoit aussi dans les gros vaisseaux, ce qui est une règle presque absolue. Mais l'existence de différents bruits dans les vaisseaux, n'implique pas que le cœur doive concurremment les présenter.

Ces bruits perçus par l'oreille armée du stéthoscope dans les vaisseaux, consistent tantôt dans un bruit de souffle très-fort, tantôt dans une sorte de murmure, de vibration musicale ou de roucoulement, tantôt dans un bruit analogue à celui que produit en ronflant le jouet connu sous le nom de *diable*. On entend quelquefois un souffle à double courant. Ces bruits sont plus intenses à droite qu'à gauche et souvent on ne perçoit rien à gauche, quand le bruit est très-accusé à droite.

Nous ferons rentrer dans les troubles circulatoires de la chlorose, les phénomènes de congestion passagère tels que les bouffées de chaleur qui se portent subitement à la face, accompagnées de battements dans les tempes, de bourdonnements d'oreille, d'éclairs, de bluettes qui passent devant les yeux.

d. Symptômes nerveux de l'appareil génito-urinaire. — Comme tous les autres appareils de l'économie, le génito-urinaire présente des altérations d'ordre nerveux caractérisées soit par de la paralysie de la vessie, des douleurs névralgiques siégeant au col vésical, dans le canal de l'urèthre, au clitoris, aux grandes et petites lèvres. Quand ces douleurs siégent sur ces derniers organes, et sont persistantes, on lui donne le nom de vaginisme; d'où une répulsion invincible pour l'acte sexuel.

Dans d'autres cas, cas heureusement fort rares, les phénomènes nerveux se traduisent par des désirs vénériens excessifs et même des fureurs utérines. Ces appétits vénériens, comme la boulimie, sous la dépendance directe d'une lésion du système nerveux ne prouvent pas plus l'énergie de l'utérus que celle de l'estomac, comme l'ont avancé quelques auteurs.

e. Symptômes nerveux de l'appareil locomoteur. — On observe fréquemment chez les chlorotiques des troubles divers du système locomoteur. L'atonie, la faiblesse des membres inférieurs et généralement de tout le système musculaire sont la règle. Mais un phénomène bizarre et très-inquiétant pour les malades se manifeste quelquefois sous forme de paraplégie, surtout chez les chlorotiques hystériques. Ces paralysies *sine materiâ* persistent quelquefois pendant plusieurs mois et disparaissent aussi rapidement qu'elles sont venues, à la suite d'une émotion violente ou de toute cause venant à l'improviste frapper l'imagination des malades.

f. Symptômes nerveux de l'appareil sensitif. — Avec Moutard-Martin, nous les diviserons en trois catégories : 1° Lésions de la sensibilité morale, 2° lésions de la sensibilité des organes des sens, 3° lésions de la sensibilité générale.

1° *Lésions de la sensibilité morale.* — Les chlorotiques recherchent la solitude ; on les voit souvent pleurer sans motif, pousser des soupirs involontaires et tomber dans l'accablement le plus profond, comme si un grand malheur venait de les frapper inopinément. Elles passent leurs nuits dans l'insomnie ou quand le sommeil vient alourdir leurs paupières, il est agité, traversé par des rêves, des visions, des fantômes effrayants, si bien qu'au lieu d'être le repos, il devient une fatigue. Nous avons connu pour notre part une jeune femme chlorotique qui dès qu'on la laissait seule un instant, se croyait abandonnée par son mari ou ses proches et se mettait à fondre en larmes en poussant des cris déchirants. Cette jeune femme, aujourd'hui parfaitement guérie, est la première à rire de ses frayeurs passées.

2° *Lésions de la sensibilité des organes des sens.* — Les sens du goût et de l'odorat principalement, sont pervertis dans la chlorose. On voit des malades boire du vinaigre, manger des fruits verts, du plâtre, du charbon, de la terre, du poivre, etc., etc., et tout cela avec plaisir. Moutard-Martin cite l'observation d'une jeune fille qui avait un goût particulier pour l'amidon, elle s'en faisait des pastilles et en mangeait toute la journée ; une dame, après une chlorose de plusieurs mois, avait conservé pendant plus de deux ans, une véritable passion pour le charbon en poudre (Guéneau de Mussy). Les odeurs les plus suaves, jadis odeurs favorites, deviennent insupportables et repoussantes, on leur préfère les odeurs nauséeuses, comme l'asa-fœtida, etc., etc.

3° *Lésions de la sensibilité générale.* — La sensibilité du tact est développée chez les chlorotiques , surtout quand la chlorose est compliquée d'hystérie. Mais les phénomènes les plus fréquents consistent dans l'apparition de névralgies externes, souvent des plus violentes : névralgies faciales, du cuir chevelu, sciatiques, intercostales.

Ces névralgies disparaissent avec la chlorose.

***

DIAGNOSTIC ET DIAGNOSTIC DIFFÉRENTIEL.

Après l'étude assez longue que nous avons faite des symptômes de la chlorose, son diagnostic est facile. Ce n'est donc que sur le diagnostic différentiel que nous voulons insister. Dans sa *Clinique médicale de l'Hôtel-Dieu de Paris*, Trousseau a appelé l'attention sur ce qu'il appelle les *fausses chloroses*, c'est-à-dire des anémies dues à des diathèses virtuelles ou latentes : chlorose syphilitique, chlorose tuberculeuse. La chlorose simule parfois la phthisie, dit Rilliet. Dans la première période, il est presque impossible de les distinguer ; mais dans la deuxième, elle devient fébrile, s'accompagne de sueurs, d'amaigrissement, de toux et d'hémoptysies consécutives à de la congestion pulmonaire. C'est alors que l'auscultation peut révéler la véritable origine du mal. Trousseau, dans ces fausses chloroses proscrivait d'une manière absolue les préparations ferrugineuses. Quant à la différence à établir entre l'anémie et la chlorose, il est des cas où cela constitue une grande difficulté, aussi pour faciliter le diagnostic, nous avons dressé ci-dessous un tableau des symptômes communs et particuliers à la chlorose et à l'anémie ; ce qui permettra de les distinguer plus sûrement l'une de l'autre. L'erreur du reste n'a pas grande importance, le traitement de l'une et de l'autre maladie s'appuyant sur des bases à peu près identiques.

***

TABLEAU COMPARATIF

Des symptômes communs et spéciaux de l'anémie et de la chlorose.

Symptômes communs. — Pâleur, décoloration, mollesse des tissus ; œdème ; inappétence, dégoût pour les aliments, douleurs d'estomac, palpitations, bruits anormaux dans les vaisseaux, diminution du chiffre normal des globules sanguins.

Symptômes spéciaux à l'anémie. — Décoloration des tissus constante ; ne survient pas brusquement ; souvent consécutive à des hémorrhagies, des maladies aiguës, à une insuffisance d'alimentation, à une hygiène défectueuse, à une intoxication ; inappétence ; légères douleurs d'estomac ; paresse musculaire et intellectuelle ; bruits des vaisseaux moins accusés ; s'observe dans les deux sexes ; guérison plus rapide.

Symptômes spéciaux à la chlorose. — S'observe presque exclusivement chez la femme, ou plutôt la jeune fille à l'époque de la puberté ; la pâleur des tissus n'est pas constante comme dans l'anémie ; troubles de la menstruation ; bruits anormaux des vaisseaux plus marqués ; troubles nerveux cérébraux et des organes des sens ; névralgies diverses siégeant plus spécialement à l'estomac, à la face, sur les espaces intercostaux, le nerf sciatique ; survient quelquefois brusquement, à la suite d'une frayeur ou d'une émotion violente ; traitement plus long ; guérison plus tardive.

***

PRONOSTIC.

Si l'on se place au point de vue d'une fâcheuse terminaison, le pronostic de la chlorose n'est pas grave. On ne meurt pas de la chlorose. Mais si l'on considère tous les désordres plus ou moins sérieux, tous les troubles nerveux qu'entraîne après elle cette maladie, l'on doit concevoir des inquiétudes très-légitimes sur le sort des chlorotiques. Elle peut s'accompagner d'un arrêt de développement de l'organisme ; d'un autre côté, une première atteinte de chlorose prédispose à une seconde, et l'on a d'autant plus de chance de devenir chlorotique, qu'on l'a déjà été une première fois. La chlorose prédispose encore à l'ulcère simple de l'estomac (Luton), et nous avons vu succomber une jeune femme qui fut atteinte en pleine chlorose d'ulcération de l'estomac, contre laquelle toute médication resta inutile. Eisenmann pense que la chlorose, quand on la néglige, peut engendrer des maladies organiques de la moëlle épinière. Enfin, Rivière, Hollerius, Hoffmann, Astruc, la considèrent comme une cause de *stérilité* (Parrot). Nous ajouterons, pour notre part, une autre considération qui a bien son importance, c'est qu'en admettant que cette affection ne doive pas entraîner d'accidents graves, ni compromettre en rien la vie, il nous paraît d'une nécessité absolue de soigner et de guérir le plus rapidement possible les chlorotiques, pour qui l'existence, à cause des mille misères inséparables de cette affection, devient réellement insupportable.

CHAPITRE III.

—

Du Traitement de l'Anémie et de la Chlorose à Royat.

—

Le but de ce mémoire étant de démontrer que l'anémie et la chlorose peuvent trouver dans le séjour et le traitement hydro-thermal de Royat tous les éléments nécessaires à la guérison, nous avons réuni dans un même article tout ce qui concerne le traitement de ces affections.

Si l'on veut bien se rappeler leurs origines et leur nature, une triple indication se présentera à l'esprit pour les combattre d'une manière efficace :

1° Par une bonne hygiène ;

2° Par une médication reconstituante et sédative du système nerveux.

Nous allons tâcher de démontrer au lecteur qué Royat réunit ces trois conditions.

***

1° ROYAT CONSIDÉRÉ AU POINT DE VUE HYGIÉNIQUE.

La station thermale de Royat est élevée de 450 mètres au-dessus du niveau de la mer. Cette altitude moyenne est éminemment favorable aux anémiques (Jourdanet). Au-dessus de 1200 mètres, l'anémie survient; au-dessous de 400 mètres, et principalement dans les plaines basses, apparaît la chlorose. L'altitude de Royat est donc on ne peut mieux appropriée. La température y est douce, jamais excessive; même pendant la canicule, l'air y est tempéré par une brise fraîche venant de la vallée, de telle sorte que les malades n'y éprouvent pas cette atonie, cet énervement général dont les habitants des villes souffrent tant pendant les mois d'été. Là, point de variations, point de passages brusques d'une haute température à une température basse, comme on peut l'observer dans des stations plus élevées.

L'exposition de la station ne laisse rien à désirer. L'établissement thermal et les hôtels qui l'entourent, bâtis à la base des derniers contreforts de nos montagnes, regardent l'orient, et l'œil peut dominer, des terrasses ou des fenêtres des hôtels, avec un plaisir dont il ne se lasse jamais, la vaste et fertile plaine de la Limagne, que limitent à l'est les montagnes du Forez.

L'air y est frais, vivifiant, oxygéné, constamment renouvelé; aussi n'est-il pas rare de constater chez nos malades, quelques jours après leur arrivée, une sorte de résurrection d'un appétit depuis longtemps paresseux et endormi, heureux effets de cette sorte de bain d'air pur dans lequel ils sont constamment plongés.

Tout ici contribue à placer le malade dans des conditions favorables à la guérison : la vue de la belle nature qui, même pour les esprits blasés, a toujours un charme réel, le charme du vrai et du beau ; les promenades quotidiennes dans notre belle vallée ou dans les environs, les excursions plus lointaines en voiture ou à cheval ; le voisinage d'une grande ville où l'on peut au besoin trouver les objets nécessaires à un séjour prolongé et à une installation plus commode.

Le chapitre des distractions, qui, dans le traitement de l'anémie et de la chlorose, n'est pas à dédaigner, s'est considérablement augmenté sous les efforts intelligents d'une prévoyante administration. Tous les jours, en effet, les baigneurs peuvent entendre, dans le parc, la musique d'un des régiments de la garnison de Clermont, et chaque soir le Casino offre à ses abonnés des représentations théâtrales du meilleur goût, où les Parisiens peuvent retrouver les artistes qu'ils ont applaudis l'hiver à Paris.

A côté de ces plaisirs mondains, l'archéologue, le numismate, le naturaliste, le minéralogiste trouveront largement de quoi satisfaire leur curiosité scientifique dans cette terre d'Auvergne si tourmentée par les grands cataclysmes terrestres et politiques, où chaque pic est surmonté de châteaux-forts en ruines, et où l'histoire et la nature sont constamment prêtes à ouvrir leurs pages et à révéler leurs secrets aux travailleurs.

Voilà donc le milieu moral et physique dans lequel sont destinés à vivre nos malades, dans lequel, qu'on nous passe l'expression, ils seront enrobés ; et quiconque veut apprécier les choses avec bon sens reconnaîtra facilement que ces conditions hygiéniques sont excellentes.

*
* *

2° ROYAT CONSIDÉRÉ AU POINT DE VUE RECONSTITUANT.

Nous avons laissé à dessein de côté toute la thérapeutique pharmaceutique usitée contre l'anémie et la chlorose, pour bien démontrer, par la théorie et la clinique, que nos eaux conviennent essentiellement à ces deux affections.

Pour ne parler que de l'anémie, où l'altération primitive siége sur le globule sanguin et consécutivement sur tous les organes de l'économie, dont toutes les fonctions physiologiques sont entravées, il importe :

1° De restituer au sang les principes qui lui manquent;

2° De rendre aux fonctions digestives l'énergie qu'elles ont perdue et leur faculté d'assimilation ;

3° De rétablir l'équilibre entre le système sanguin et nerveux.

Les eaux de Royat, par leur composition intime, peuvent remplir ces trois indications principales.

1. *Les eaux de Royat restituent au sang les principes qui lui manquent.*

Nous avons vu plus haut que les anémies étaient caractérisées soit par la diminution du sang dans sa masse totale, soit par l'abaissement du chiffre de ses globules, soit par la perte des éléments solides de son sérum.

Or, toute substance, toute eau minérale qui pourra régénérer le sang et parer à cette triple perte, sera un véritable remède de l'anémie ; c'est le cas de l'eau minérale de Royat, qui, nous devons le dire ici, a des rivales dignes d'elle, même en Auvergne. Il suffit de citer la Bourboule et Saint-Nectaire.

Mais, dans l'étude des propriétés thérapeutiques de Royat, il faut mettre en relief un fait d'une extrême importance indiqué par Gubler. Dans ses cours professés à la Faculté de Paris, Gubler, faisant l'histoire des eaux protogéiques normales, indique que nos eaux ont une *minéralisation très-analogue à celle du plasma du sang*, qu'elles sont une *lymphe minérale du sang* sortant de toutes pièces de terre, qu'elles doivent à cette analogie l'action très-reconstituante qu'elles exercent sur l'organisme.

Nous avons vu plus haut que le plasma du sang renfermait, outre les gaz oxygène, hydrogène, azote, acide carbonique, de l'eau, du chlorure de sodium, du chlorure de potassium, du sulfate de potasse et de soude, du carbonate de soude, de potasse, de chaux et de magnésie, des phosphates de chaux, de fer et de manganèse, etc., etc.

Eh bien ! ce fait curieux, mais réel, existe : que l'eau minérale de Royat (grande source principalement) renferme pour un litre la moitié environ des sels dissous dans le sang, de telle sorte, comme il a été dit plus haut, que *deux litres d'eau de Royat représentent un litre de sérum sanguin*. Il suffit d'ailleurs, pour s'en rendre compte, de se reporter à l'analyse chimique des différentes sources qui est indiquée à la fin de ce mémoire. On y trouve, en effet, en plus ou moins grande quantité suivant la source, les principes toniques unis aux alcalins : le chlorure de sodium, depuis 0g766 jusqu'à 1g728, le bicarbonate de chaux, depuis 0g686 jusqu'à 1g021, le bicarbonate de fer, dont la dose varie de 0g025 à 0g056, le bicarbonate de manganèse et enfin l'arsenic, à la dose de milligr. 0,35 (Thénard).

« La chaux, dit Gubler, se trouve dans toutes les parties

de l'économie, et surtout dans le système osseux, c'est un *recorporant.* Les eaux bicarbonatées calciques réussissent dans les dyspepsies atoniques. Les *sels de chaux unis au fer* sont essentiellement reconstituants et donnent d'excellents résultats dans les affections anémiques tenant même à la phthisie. »

Enfin le bicarbonate de fer tenu en dissolution dans l'eau de Royat, est de toutes les préparations martiales la plus active et la plus assimilable. Or, on sait que le fer, et principalement ses préparations solubles, est reconnu par la science comme le remède de l'anémie. Joignez à ces principes le manganèse et l'arsenic en dissolution parfaite et en union intime avec les autres substances que détermine l'analyse, et vous avez à votre disposition un médicament complexe et parfait, bien approprié, et d'autant plus assimilable, qu'il est liquide et renferme une grande quantité d'acide cabonique.

Les malades qui boivent à nos différentes sources peuvent s'assurer facilement de l'existence du fer et de la chaux principalement. En effet, puisez à la source avec un verre à boire très-transparent, l'eau minérale vous paraîtra d'une limpidité parfaite. Laissez refroidir et se dégager le gaz acide carbonique renfermé en dissolution dans l'eau, il se formera, après une heure environ, un léger nuage, l'eau deviendra louche, puis se précipiteront au fond des sels de fer à l'état de peroxyde insoluble, sous forme de petits grumeaux couleur de rouille ; enfin sur les parois du verre apparaîtront des taches laiteuses, qui, après un long usage, finiront par s'épaissir et former une nouvelle paroi opaque à l'intérieur du verre, c'est de la chaux à l'état de carbonate. Ce dépôt est très-tenace, rugueux, et ne disparaît qu'après un lavage avec un acide fort.

Les dépôts observés sur les parois des baignoires au fond des chaudières des générateurs de vapeur, sont identiques et renferment une notable quantité d'arsenic, comme nous avons pu nous en assurer en analysant ces dépôts par l'appareil de Marsh. Les assiettes de porcelaine mises au contact de la flamme hydrogénée se recouvraient rapidement de magnifiques anneaux d'arsenic. On pourrait donc, je crois, utiliser les dépôts formés par l'eau minérale de Royat pour en faire une poudre, des dragées ou des tablettes reconstituantes.

Si nous ajoutons les sels divers, dont l'existence est dévoilée par la chimie, tels que le sulfate de soude, le phosphate de soude, la silice, on verra que l'eau de Royat, introduite dans le sang, y apporte exactement les éléments propres à réparer ses pertes en principes minéraux; et, si on admet que toute substance apte à réparer les pertes de l'organisme lorsqu'elle est assimilée par lui, est un aliment, on reconnaîtra que l'eau de Royat est un véritable aliment, aliment exclusivement minéral sans doute, mais aliment réparateur ou tout au moins agent éminemment reconstituant.

En résumé, nos eaux minérales restituent au globule le fer de l'hématosine, et doivent par cela même en faciliter la genèse, en lui rendant, par leurs sels de soude, son élasticité et sa fermeté (voir Robin) et elles augmentent la masse du sang, principalement le plasma, en lui faisant récupérer les éléments solides qu'il a perdus.

2. *Royat rend aux fonctions digestives leur énergie et leur faculté d'assimilation.*

Tout cela est parfait en théorie, nous objectera-t-on ; mais il est nécessaire, pour que cette reconstitution de l'organisme s'accomplisse, que cette lymphe minérale, comme on l'appelle, passe dans le sang, et elle ne peut y entrer que par les voies digestives. Or, l'estomac et l'intestin chez les anémiques, et principalement chez les chlorotiques, présentant des troubles variés, caractérisés par de la gastralgie, de la dyspepsie stomacale ou gastro-intestinale, tolèrent-ils, digèrent-ils facilement l'eau en boisson ?

Règle générale, l'eau de Royat, comme toutes les eaux alcalines, est bien tolérée par les voies digestives. Les exemples de non-tolérance sont l'exception. Mais avant d'aborder le côté thérapeutique, nous tenons à indiquer brièvement quelle est l'action physiologique de l'eau de Royat sur l'individu non malade. Quand on boit un verre d'eau minérale à une de nos sources, on éprouve une sensation de picotement, de chaleur plus ou moins vive suivant la température et la quantité de gaz carbonique de la source, dans la bouche, l'arrière-gorge, l'œsophage et l'estomac. Cette sensation persiste pendant quelques minutes. Suivant la quantité d'eau ingérée, on observe des éructations déterminées par le gaz acide carbonique dont le dégagement s'opère dans l'estomac. Ces éructations sont identiques à celles que l'on éprouve après avoir bu du champagne ou de l'eau de seltz ; quelques personnes éprouvent même un sentiment d'ivresse due à l'action du gaz carbonique. Enfin quand l'eau minérale a passé dans le torrent circulatoire, on voit la peau, si c'est en été, devenir moite par la transpiration, en même temps que la sécrétion urinaire augmente. Cette action du côté des reins est plus manifeste en hiver. Les fonctions de l'estomac, l'appétit, sont activés ; l'usage prolongé de l'eau minérale avance le retour des règles. Voilà pour l'individu sain.

Voyons maintenant ce qui se passe chez nos malades. La majorité vient à Royat atteinte d'atonie du tube digestif, de dyspepsie ou de gastralgie. Chez tous, on peut observer les phénomènes physiologiques que je viens d'indiquer; mais chez ceux atteints seulement de paresse digestive, l'on peut remarquer, au bout de quelques jours de traitement, une augmentation remarquable de l'appétit ; les malades ont toujours faim et digèrent les aliments avec facilité. Dans ces conditions, la guérison est inévitable.

Mais les choses ne se passent pas toujours aussi simplement, quand nous avons affaire aux anémiques dyspeptiques ou gastralgiques. Il faut, en effet, bien connaître quel genre de dyspepsie l'on a à combattre avant d'indiquer à quelle source doit boire le malade.

Qu'entend-on d'abord par dyspepsie ? Par dyspepsie on entend toute digestion difficile, douloureuse, ou pervertie soit par un trouble de l'innervation, soit par un vice de sécrétion des organes digestifs, soit par ces diverses causes réunies (Guipon). On distingue la dyspepsie acide, la dyspepsie atonique et flatulente, la pituiteuse, la dyspepsie douloureuse ou gastralgique, enfin la dyspepsie gastro-intestinale à forme généralement flatulente.

Il existe d'abord un caractère commun à toutes les dyspepsies, c'est l'aspect de la langue et l'odeur de l'haleine. La langue, qui est, comme on sait, le miroir de l'estomac, est généralement saburrale, couverte d'un enduit blanchâtre ou verdâtre plus ou moins épais, plus prononcé à la base qu'à la pointe, disparaissant en partie après les repas. L'haleine est souvent nauséeuse, fétide, principalement le matin, et le bord libre des gencives se recouvre facilement d'un enduit grisâtre dégageant une odeur ammoniacale *sui generis*.

Ceci posé, la dyspepsie acide est caractérisée par des éructations, des renvois de saveur et d'odeur aigres. Les malades accusent des aigreurs, des brûlures tout le long de l'œsophage et à l'estomac. Ce symptôme désagréable est connu sous le nom de pyrosis, et se montre surtout après l'ingestion de farineux, de pâtisseries, d'aliments gras.

La dyspepsie atonique ou flatulente se caractérise par une lenteur extrême de la digestion. L'aliment semble être un corps étranger dans l'estomac. Le malade y éprouve de la pesanteur. En même temps cet organe se ballonne, devient sensible, gêne par son développement la respiration, et pour la faciliter l'on voit les dyspeptiques desserrer leurs vêtements. Des éructations répétées débarrassent momentanément les malades, qui voient ces mêmes phénomènes se reproduire après chaque repas.

Dans la dyspepsie pituiteuse, il n'est pas rare de voir les malades être pris de regurgitation du bol alimentaire pendant le repas, en même temps et surtout le matin à jeun ils éprouvent des vomissements de matières glaireuses, filantes ou aqueuses, qui se sont produites dans l'estomac pendant la nuit.

C'est la douleur vive, instantanée, lancinante, survenant brusquement pendant ou après le repas, dans la région épigastrique, qui caractérise la dyspepsie douloureuse ou gastralgique.

Ces douleurs, que les malades comparent volontiers à celles que détermineraient la torsion, le déchirement, l'arrachement des parois stomacales, sont souvent calmées par la pression.

Enfin la dyspepsie gastro-intestinale peut revêtir la forme douloureuse ou flatulente. C'est surtout cette dernière forme qui est la plus fréquente et qui est souverainement insupportable pour les malheureux dyspeptiques. Les gaz que nous avons signalés dans la dyspepsie atonique se produisent abondamment dans l'estomac et l'intestin, si bien qu'après le repas même le plus modeste, le ventre se ballonne, et cette distension rend la marche et tout effort musculaire impossibles. Les malades sont abattus, épuisés, découragés, et en quelque sorte obligés de concentrer toutes leurs forces sur cet acte de la digestion qui est pour eux un véritable effort. Cette sorte de dyspepsie s'accompagne souvent de dévoiement qui se manifeste par des selles diarrhéiques quelques heures après l'ingestion des aliments, qui agissent sur la muqueuse intestinale à titre de corps étranger irritant.

Eh bien! ce n'est que par l'étude attentive des divers symptômes présentés par les malades que l'on peut leur prescrire de boire à telle ou telle source. En effet, l'anémique atteint de dyspepsie acide devra boire à la source la plus alcaline; le dyspeptique atonique ou gastralgique, à la source la plus chargée de gaz acide carbonique, réservant les eaux les plus minéralisées en sels calcaires aux pituiteux et aux malades atteints de dyspepsie gastro-intestinale compliquée de diarrhée.

Malgré toutes ces données qui sont d'une extrême importance, il peut arriver que tel malade à qui on a conseillé *à priori* de boire à telle ou telle source, ne peut tolérer l'eau minérale, qui devient indigeste. Que faire alors ? Il faut changer de source, et par ce procédé l'estomac, dont la bizarrerie n'a plus besoin d'être établie, tolérera parfaitement une eau minérale dont la composition théoriquement semblait moins lui convenir.

Il faut, en effet, tenir grand compte de la facilité qu'ont les malades de digérer plus ou moins bien les aliments ou les boissons, suivant qu'ils sont chauds ou froids. Tel d'entre eux pourra ainsi assimiler sans souffrir une eau à + 35°5, comme celle de la source Eugénie, tandis que celle de Saint-Victor, qui est à + 20° centigr., aurait été lourde et indigeste; et inversement, pour tel dyspeptique, l'eau minérale fortement chargée de gaz carbonique est facilement digestible, pour tel autre au contraire l'eau ne peut être supportée que si elle en est débarrassée en partie ou si elle est coupée avec du lait ou un sirop.

Le médecin seul, avec son expérience, peut diriger le malade dans le choix et la quantité de l'eau prise en boisson, et encore, malgré toutes ces données, est-il obligé de procéder parfois en tâtonnant.

Mais admettons que le choix de la source soit heureux et parfaitement approprié à la variété de dyspepsie, et examinons ce qui se passe du côté des organes digestifs du malade. Nous avons déjà parlé plus haut des phénomènes physiologiques, nous n'y reviendrons pas et nous abordons franchement le côté thérapeutique.

C'est surtout par ses alcalins, son gaz acide carbonique et sa thermalité que l'eau minérale de Royat agit dans la dyspepsie. En effet, si l'on fait ingérer de l'eau plus ou moins alcaline à un malade atteint de dyspepsie acide, ces productions acides se combineront aux bases contenues dans ce breuvage complexe : potasse, soude, magnésie, et ce symptôme si désagréable d'acidités disparaîtra, il suffira d'indiquer au malade quelle est la dose qu'il doit atteindre. Les alcalins agissent donc chimiquement en neutralisant les acidités de l'estomac et en favorisant la digestion des matières alimentaires, principalement des matières grasses. Cette action précieuse des alcalins, nous cherchons à la continuer à nos malades en leur prescrivant aux repas une eau alcaline gazeuse comme l'eau de César. L'alcalin est donc un excitant de l'estomac et, introduit dans le torrent circulatoire à dose modérée, il régénère le globule sanguin auquel, comme nous l'avons vu plus haut, il restitue son élasticité et sa fermeté.

Sous ce rapport les eaux alcalines mixtes de Royat conviennent on ne peut mieux aux gens atteints d'appauvrissement du sang, car la dose d'alcalins qu'elles renferment n'est pas suffisante pour amener la trop grande fluidification que peut déterminer l'abus de la médication alcaline. Magendie et Trousseau, et en dernier lieu Gubler, ont attiré l'attention sur ce genre d'accident que les malades n'ont pas à redouter à Royat, car Royat est avant tout *alcalin-reconstituant*.

Le rôle des alcalins étant déterminé, examinons celui du gaz acide carbonique. Il a été écrit quelque part par Constantin James que l'acide carbonique était le *passeport des eaux minérales*. Trouvant cette expression très-juste, nous l'appliquerons au gaz carbonique contenu dans les eaux de Royat prises en boisson. Tout le monde sait qu'on emploie journellement l'eau de seltz et le vin de champagne pour arrêter les vomissements, principalement les vomissements nerveux. L'eau de seltz est de l'eau non minérale tenant en dissolution de l'acide carbonique. Dans le champagne, le gaz est dissous dans le vin, mais eau de seltz et champagne sont des boissons carbo-gazeuses, qui chaque jour rendent de grands services en thérapeutique. Nos différentes sources laissent échapper des flots de ce gaz acide carbonique, on peut établir l'échelle suivante pour leur richesse en acide carbonique :

La plus gazeuze est Saint-Mart, puis Saint-Victor, César et enfin la source Eugénie.

DOSAGE EN POIDS DU GAZ ACIDE CARBONIQUE (POUR UN LITRE D'EAU).

Saint-Mart.	Saint-Victor.	César.	Source Eugénie.
1gr709	1gr492	1gr229	0gr748

La présence de l'acide carbonique dans les eaux de Royat les rend d'abord plus agréables à boire; en second lieu, elle facilite leur digestion. De même que l'eau potable, non battue, ou privée d'air est lourde à l'estomac, de même les eaux minérales privées de gaz carbonique sont d'assimilation difficile. Le gaz carbonique introduit dans l'estomac y détermine : 1° la sédation ; 2° une augmentation de sécrétion du suc gastrique.

« Le gaz carbonique ingéré diminue les pesanteurs d'estomac ; il apaise souvent d'une manière instantanée les crampes nerveuses de cet organe ; il dissipe les flatuosités et la dyspepsie. » (Herpin de Metz.)

Barbier, Louis, Blache, Hufeland, tous les auteurs modernes sont d'accord pour proclamer cette sorte d'action anesthésique de l'acide carbonique, non-seulement sur l'estomac, mais sur toutes les muqueuses. L'acide carbonique agit donc à titre de sédatif.

Enfin le gaz carbonique mis en contact de la muqueuse de l'estomac a pour effet immédiat d'aider à la digestion en stimulant les glandes de ce viscère et en lui faisant sécréter une plus grande quantité de suc gastrique. Sous son influence l'appétit augmente, les fonctions de nutrition et d'assimilation s'accomplissent avec plus d'énergie. Le gaz carbonique doit agir sur la muqueuse stomacale à titre d'acide léger et déterminer par le contact un état congestif qui favorise la sécrétion glandulaire.

Quant à la thermalité de l'eau minérale employée en boisson, elle est généralement utile pour favoriser la dissolution des sels minéraux et la digestion de ces sels. Néanmoins le médecin est obligé souvent de consulter le goût de ses malades et leur expérience personnelle concernant la digestibilité plus ou moins facile et tout à fait idiopathique des liquides sous une température basse, moyenne ou élevée.

Avant de terminer ce chapitre, nous tenons à signaler l'action de l'eau minérale sur le tube intestinal. L'eau de Royat, théoriquement, doit plutôt déterminer de la constipation que du relâchement, à cause des sels toniques et astringents qu'elle renferme. Mais comme la dose prescrite ne dépasse jamais quatre à cinq verres par jour, l'on peut dire, sans risquer d'énoncer une erreur, que l'action sur le tube intestinal ou n'est pas sensible, ou est légèrement astringente. Depuis quelques années, pendant la période caniculaire principalement, nous avons eu l'occasion d'observer de nombreux cas de diarrhées colliquatives ou de cholérine, survenant à la suite d'un refroidissement des extrémités ou des téguments abdominaux, soit sous une influence épidémique. Les malades suivant en cela le raisonnement connu en logique sous le nom de *Post hoc, ergò propter hoc* ne manquent pas d'accuser de ce méfait les eaux dont ils font usage. Or, il est facile de leur démontrer qu'ils sont dans l'erreur la plus absolue en leur affirmant que ces divers accidents présentés par le tube digestif ne se montrent jamais aux mois de mai, juin et commencement de juillet, septembre ; qu'ils paraissent avoir une relation des plus évidentes avec la période caniculaire, la première apparition des fruits d'une maturité douteuse sur nos tables, et qu'ils sont constamment placés sous l'influence épidémique. Une autre preuve, et qui n'est pas la moins bonne, c'est que les habitants du village de Royat, de la ville de Clermont, les personnes accompagnant les malades et ne faisant pas de traitement minéral, subissent en même temps l'atteinte intestinale. Il est convenable alors de faire cesser tout traitement thermal et de prescrire aux malades avec le repos le plus absolu, des boissons chaudes aromatiques et toniques, mucilagineuses, l'usage du bismuth, des lavements émollients ou opiacés, une diète légère, etc. Après quelques jours, la guérison est obtenue.

3. *Royat rétablit l'équilibre entre le système nerveux et le système sanguin.*

Dans l'étude que nous avons faite de l'anémie et de la chlorose, nous avons dit que non-seulement il y avait altération du liquide sanguin dans l'une ou l'autre maladie, mais que principalement dans la chlorose et l'anémie partielle la circulation du sang était défectueuse, que les extrémités surtout ne recevaient pas une nutrition suffisante, soit par suite de la diminution de la masse du sang, soit par défaut d'énergie du cœur et des nerfs qui président à la circulation générale ; que dans la chlorose principalement on voyait apparaître des phénomènes de perturbation nerveuse, phénomènes primitifs mais plutôt secondaires à l'altération du sang. En effet le système nerveux ressemble assez à un cheval plein de feu et d'ardeur impatiente, obéissant sous le mors et la bride, mais qui, le mors imprudemment enlevé, s'emballe et galope en aveugle sans but et sans guide. Un sang riche et normal est le frein qui modère le système nerveux (*Sanguis frenat nervos*, disaient les anciens), frein qui devient impuissant dès que ce précieux liquide perd ses qualités fondamentales.

Or, dans les paragraphes précédents, nous croyons avoir suffisamment démontré l'action reconstituante des eaux de Royat sur le sang ; dans ce dernier paragraphe, nous voulons mettre en relief la part légitime qui revient à la balnéation sur le rétablissement de la régularité de la circulation générale et sur son action incontestable et incontestée sur les accidents d'ordre nerveux dont nous avons donné plus haut le tableau. C'est surtout aux bains d'eau vive, d'eau courante de Royat qu'il faut attribuer l'effet sur le système nerveux des chlorotiques.

« Les bains de Royat, a écrit Nivet, combattent indirectement l'irritabilité nerveuse en fortifiant tous les tissus, en activant les fonctions de la peau et du tube digestif, en rendant l'alimentation et l'hématose plus complètes, et en rétablissant, en un mot, entre les systèmes sanguin et nerveux l'équilibre rompu au profit de ce dernier. »

Mais le bain à eau courante n'est pas le seul à opérer ce miracle ; à côté de lui, et au-dessous, il faut citer l'hydrothérapie et les bains de gaz acide carbonique dont nous énumérerons plus loin les effets qui peuvent être utilisés concurremment ou séparément avec ceux des bains de Royat, et sur l'utilité desquels le médecin seul peut être juge.

Il est juste de dire et de répéter qu'un des principaux mérites de notre station c'est de posséder cette magnifique et abondante source Eugénie dont le débit est de mille litres d'eau à la minute, débit qui, d'après quelques ingénieurs, pourrait être porté à deux mille litres à la minute par un captage mieux fait, mais difficile à réaliser pratiquement. Cette eau est à une température de + 35°, 5 centigrades, se rapprochant par conséquent de la température humaine qui est de + 37°, 5 centigrades. Grâce à cette température et à l'abondance de l'eau, notre station peut donc fournir aux malades un bain tempéré dont l'eau se renouvelle constamment et forme à chaque minute comme un bain nouveau. Cette eau n'a pas eu besoin d'être artificiellement chauffée ou refroidie, soit par un séjour dans des bassins à l'eau libre, soit par un mélange d'eau froide. Dans ces conditions, tout le gaz carbonique, ou au moins la plus grande partie du gaz, cette thermalité native s'accompagnant d'un dégagement électrique, sont conservés et peuvent produire sans obstacles leur effet thérapeutique.

En effet, si l'on jette les yeux sur l'échelle thermométrique de diverses sources minérales de France ou de l'étranger, l'on voit que leur température ou est beaucoup plus élevée ou bien inférieure. Dans ces conditions, on est obligé ou de laisser refroidir l'eau hyperthermale, de la couper avec une source à basse température ou de la chauffer. Que l'on choisisse l'un ou l'autre mode de procéder, l'on sera obligé de reconnaître que gaz, chaleur native, principes volatils, électricité, doivent disparaître.

A Royat, rien d'analogue : l'eau est versée telle qu'elle sort des profondeurs de la terre dans la baignoire, s'y renouvelle constamment et n'est plus employée au-dessous de + 27° centigrades (bain de César). Le malade se trouve donc immergé dans un bain vivant, car l'eau de Royat employée en bain à eau courante, ressemble au sang qui circule dans nos veines et qui est du sang vivant. Les bains d'eau minérale refroidie ou artificiellement chauffée sont analogues au contraire au sang tiré de la veine dans la palette ; c'est toujours du sang, mais du sang dépourvu de vie, du sang mort.

En 1876, le Conseil d'administration des eaux de Royat nous fit l'honorable proposition de visiter les divers établissements thermaux du Dauphiné, de la Savoie et de l'Allemagne. A notre retour, nous lui adressâmes un rapport dans lequel nous fûmes heureux de signaler l'unicité des eaux de Royat comme abondance, et surtout *comme température moyenne*, faveurs précieuses données par la nature et dont le malade ne peut jouir qu'à Royat.

La supériorité de notre station thermale étant bien établie à ce sujet, nous allons indiquer quelles sont les ressources balnéaires de Royat, utilisées chez nos malades. En première ligne, il faut citer les bains d'eau de la source Eugénie, et, en descendant l'échelle thermométrique, le bain d'eau de la source Saint-Mart, de la source César, le bain de piscine. L'eau de Saint-Victor, trop froide, n'est pas employée en bain.

Le tableau ci-dessous indique le degré de température et la richesse de l'eau en gaz carbonique.

BAINS D'EAU COURANTE.

Source Eugénie.	Source Saint-Mart.	Source César.
T = + 35° cent.	T = + 28°5 c.	T = + 27° cent.
Gaz acide carbonique = 0'748	Gaz = 1'709.	Gaz = 1'229.
(pour un litre d'eau).		

Le bain à eau courante le plus élevé en température est celui alimenté par l'eau de la source Eugénie.

Le moins chaud est le bain de César.

Le plus chargé d'acide carbonique est le bain de Saint-Mart.

Quant au bain de piscine, sa température est très-variable, par suite de sa très-grande surface d'évaporation, l'agitation de ses molécules et l'on y constate très-peu de gaz.

Suivant leur température, les différents bains de Royat devront durer plus ou moins longtemps. En général, la durée du bain d'eau de la Grande Source est de vingt-cinq à soixante minutes, suivant la prescription médicale et à eau courante ou dormante, ou mitigée, suivant la susceptibilité du malade. La durée du bain de Saint-Mart varie de quinze à vingt-cinq minutes ; celle du bain de César de dix à vingt minutes.

Si l'on dépasse ces chiffres extrêmes, l'on n'obtient pas les effets thérapeutiques recherchés.

***

ACTION DU BAIN DE ROYAT.

1° *Sur la peau.* — Il est bien entendu que dans cette étude les principes qui y sont émis s'appliquent spécialement au traitement de l'anémie et de la chlorose, qui font le sujet de ce travail. Or, chez les anémiques et les chlorotiques, on observe un certain abaissement de température des extrémités et du tissu cutané coïncidant avec des douleurs névralgiques. L'eau minérale courante de nos bains arrivant en contact avec la peau, agit par sa thermalité, son électricité et par le gaz carbonique qu'elle tient en dissolution ou à l'état de liberté. Chez certains de nos malades, l'eau d'une thermalité plus élevée est nécessaire ; chez d'autres, au contraire, une eau courante à température plus basse, comme celle de Saint-Mart et de César, semble plus appropriée. C'est surtout dans la chlorose à forme nerveuse, les névroses diverses, que les bains d'eau minérale de ces deux sources sont recommandés.

Dans le bain de la Grande Source ou du Grand Établissement, l'impression qui y éprouve le malade en y entrant est agréable, grâce à la température. Un bien-être inaccoutumé s'empare du malade qui a peine à résister au sommeil, et peut s'y livrer sans danger pendant quelques minutes. Un sommeil prolongé amenant un abaissement de la température du corps de plus d'un degré, pourrait provoquer un refroidissement. Aussi, à moins d'avoir quelqu'un près de soi, vaut-il mieux résister au sommeil dans le bain et prendre du repos après en être sorti.

Le renouvellement constant de l'eau chargée de gaz, amène, surtout chez les personnes à peau blanche et fine, un picotement général avec rougeur de l'épiderme. Cette rougeur très-intense parfois s'observe quand le malade sort du bain et s'accompagne d'un sentiment de chaleur générale. Elle est déterminée par le gaz carbonique dont la présence congestionne le réseau capillaire cutané et amène une répartition plus égale du liquide sanguin. Au sortir du bain, si les effets que nous venons de signaler ne sont pas des plus manifestes, il est bon de se faire frictionner un peu vigoureusement avec un linge de laine ou de grosse toile préalablement chauffé. Il est facile de comprendre, après ce que nous avons énoncé plus haut et l'énumération des divers effets thérapeutiques du bain, que la pratique balnéaire doit amener au bout d'un certain temps l'équilibre entre le système nerveux et sanguin.

C'est dans les cabinets de bain du Grand Établissement que l'on a établi, et pouvant s'adapter au tuyau de conduite de l'eau minérale, certains appareils à douches locales en jet ou en pomme d'arrosoir pouvant être utilisées pour doucher certains points ou trajets douloureux, et pour les douches vaginales sur lesquelles nous reviendrons plus loin.

Dans le bain de Saint-Mart et de César, l'impression éprouvée par le malade en y entrant est moins agréable à cause de la fraîcheur de l'eau. Mais si le malade se tient tranquille, au bout de quelques minutes à cette sensation de froid succède un sentiment de chaleur douce générale et de picotement de tous les points de la peau, qui se recouvre de bulles de gaz brillantes comme des perles.

Ces phénomènes imprimés à la peau par la fraîcheur de l'eau qui agit là à l'instar de la douche hydrothérapique, sont beaucoup plus accusés dans les bains de St-Mart et de César. Aussi, seront-ils prescrits chaque fois que l'on voudra combattre d'une manière efficace les congestions passives des viscères si fréquentes chez les chlorotiques et faire un énergique appel à la peau. Il est cependant quelques malades qui ne peuvent pas supporter ces bains à température plus basse, qui y ont froid, qui y claquent des dents et chez lesquels cette réaction qui doit se produire en quelque sorte pendant la durée du bain, ne se montre pas. Pour ces récalcitrants, il vaut mieux alors recourir au bain du Grand Établissement et à l'hydrothérapie. Le séjour dans les baignoires de St-Mart et de César, ne peut pas être prolongé et le malade doit se conformer absolument à la prescription du médecin qui lui ordonne de quitter le bain quand l'effet physiologique est obtenu.

C'est alors que l'on peut observer, quand le sujet sort de l'eau, cette rougeur caractéristique de l'action du gaz carbonique, action bienfaisante et éminemment salutaire qu'il s'agit d'obtenir mais non de dépasser.

Le premier effet de ces bains minéraux aussi bien chez les malades que chez celui qui veut les expérimenter physiologiquement est de réveiller l'énergie, l'activité musculaire, si bien qu'au sortir du bain, l'on paraît plus léger et que les malades peuvent faire avec plaisir des promenades qu'ils n'auraient pu tenter auparavant sans fatigue.

Cependant il faut signaler ici un phénomène habituel et que nous observons chez la plupart de nos malades :

Après 3, 4, 5, ou 6 bains nous les entendons se plaindre d'une lassitude générale, analogue à de la courbature, ils ont de la peine à soulever leurs membres. — C'est une sorte de fièvre thermale ou plutôt de courbature musculaire analogue à la courbature déterminée par des débuts d'exercices gymnastiques et qui disparaît après 24 ou 48 heures, et ordinairement sans suspension de traitement.

***

2° *Action sur les Muqueuses.* — Dans le bain de Royat, les seules muqueuses qui y sont plongées ou que l'on peut mettre en contact avec l'eau sont les muqueuses génitales. Or chez les femmes anémiques ou chlorotiques, les désordres observés du côté des organes génitaux sont nombreux et sont : l'aménorrhée, la dysménorrhée, les flueurs blanches, la métrite, la stérilité, l'anémie des muqueuses génitales, l'hyperesthésie ou le vaginisme.

L'*Aménorrhée* est caractérisée par l'absence des règles et précède la chlorose ou la suit ;

La *Dysménorrhée* consiste soit dans l'apparition irrégulière des règles qui restent quelquefois plusieurs mois à reparaître, soit dans des douleurs plus ou moins vives du côté de la région lombaire, des aines, de la partie supérieure des cuisses, et de l'utérus.

La *Stérilité* en est forcément la conséquence puisque depuis les travaux de Graaf et de Coste il est admis que l'issue de l'ovule qui doit être fécondé coïncide avec l'époque menstruelle. La dysménorrhée et l'aménorrhée surtout sont une des principales causes de la stérilité.

La *Métrite parenchymateuse* et la *Métrite du Col* ne sont pas rares chez les femmes anémiques et chlorotiques. Elle peut s'accompagner de tension douloureuse dans le bas-ventre gênant la marche, déterminant des envies fréquentes d'uriner avec tenesme du col de la vessie, surtout au moment de l'époque menstruelle. La métrite du col à forme ulcéreuse ou catarrhale est compliquée le plus habituellement d'écoulement leucorrhéique plus ou moins abondant (fleurs blanches) qui fatiguent les malades et paraissent augmenter l'intensité des douleurs d'estomac.

La *Leucorrhée* s'accompagne fréquemment de pâleur de la muqueuse vaginale qui paraît exsangue. Cependant, par défaut de soins de propreté, le liquide constituant l'écoulement leucorrhéique peut subir une sorte de fermentation ammoniacale et déterminer par son contact irritant une véritable vaginite.

Chez d'autres femmes on observe l'*hyperesthésie de la vulve* connue sous le nom de *vaginisme*. Cette hyperesthésie s'accuse par des douleurs vives au moindre contact, si bien que toute cohabitation sexuelle devient impossible par suite de la souffrance qu'elle entraîne.

Eh bien, toutes ces affections diverses des organes sexuels féminins sont heureusement modifiées à Royat. D'abord il est certain que nos Eaux, à l'instar de plusieurs autres, avancent le retour des règles chez les femmes dont la menstruation ne laisse rien à désirer et provoquent chez les aménorrhéiques et les dysménorrhéiques une poussée congestive du côté de l'utérus, poussée congestive qui finit par l'hémorrhagie normale. Or tous les médecins sont unanimes à déclarer que l'apparition régulière des menstrues place les chlorotiques dans les meilleures conditions pour guérir. De là à la guérison de la stérilité provenant de l'une de ces deux causes, il n'y a qu'un pas.

Quant à la métrite parenchymateuse, métrite du col

ulcéreuse ou catarrhale des arthritiques ou chlorotiques, l'eau de Royat par les alcalins qu'elle tient en dissolution, sa thermalité et le gaz carbonique détermine leur résolution ou la cicatrisation des petites ulcérations observées sur le col. L'écoulement leucorrhéique provenant des follicules muqueux du col ou des glandes vaginales est aussi modifié. Pour arriver à ce résultat, l'on se sert à Royat, pendant le bain, soit de douches vaginales provenant d'un réservoir en zinc adossé à la paroi du cabinet de bain, sur lequel on adapte un tube de caoutchouc terminé par une canule. Nous reprochons à ce système de faire arriver de l'eau minérale refroidie sur les parties malades et de pouvoir déterminer entre les mains de femmes inexpérimentées, des accidents de contusion utérine, surtout dans la métrite parenchymateuse ou dans la pelvi-métrite, où le jet peut arriver avec force et frapper trop violemment le col utérin.

On pourrait, il est vrai, adapter un tube de caoutchouc avec canule au tuyau de conduite : on aurait alors de l'eau à température native, douée de toutes ses propriétés thermiques et chimiques et un choc serait moins à craindre. Quelques femmes se servent dans le bain, d'un appareil à irrigation vaginale, en caoutchouc. Bien que préférant ce dernier mode aux précédents, nous n'avons pas hésité, l'année dernière, à recommander à nos malades atteintes d'affection utéro-vaginale, l'emploi d'une canule de verre ou de caoutchouc durci percée de trous à son extrémité terminale et sur les parois. Cette canule, connue sous le nom de Canule de Bénas (voir figure ci-après), n'est pas autre chose qu'un instrument qui entr'ouvre les parties génitales et laisse arriver sur leurs muqueuses malades l'eau minérale du bain qui s'y renouvelle constamment et sans choc. Si ce n'est chez les jeunes filles, où il est peut-être préférable de faire un appel plus énergique, l'on doit toujours employer cette canule de préférence aux autres instruments chez les femmes qui ont eu déjà des atteintes inflammatoires quelconques du côté du petit bassin. Les malades introduisent elles-mêmes cette tige solide, pendant le bain et peuvent au besoin et sans nulle fatigue, la garder pendant toute sa durée, de telle sorte que les muqueuses génitales prennent un véritable bain.

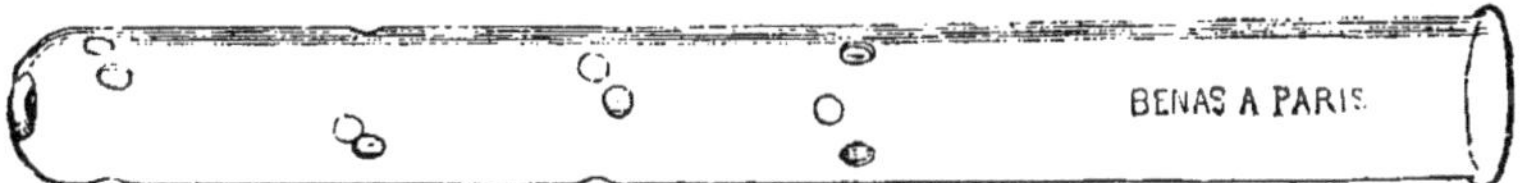

Nous avons employé cet appareil, l'an dernier seulement, sur les indications qui nous en ont été données par notre distingué collègue et ami, M. le Dr Martineau, médecin des hôpitaux de Paris, qui vient de faire à l'hôpital de Lourcine et de publier chez Baillière d'excellentes leçons sur les affections utéro-vaginales. Dans ses cours, M. Martineau qui connaît Royat aussi bien que qui ce soit, n'hésite pas à proclamer les vertus curatives de nos eaux dans les *affections utéro-vaginales d'origine arthritique ou chlorotique.* Voici ce qu'il écrit au sujet des maladies utéro-vaginales chlorotiques : « Les affections génito-sexuelles développées sous l'influence de la chlorose, ou s'accompagnant d'un état chlorotique très-prononcé, réclament comme traitement général, l'emploi de la médication tonique et des eaux thermo-minérales ferrugineuses. Le médecin prescrira donc les eaux ferrugineuses ou bien il s'adressera à d'autres eaux thermales qui, tout en contenant d'autres principes que le fer, offrent, pour le traitement de la métrite chlorotique, des ressources très-variées et très-efficaces, telles sont celles de Bagnères-de-Bigorre, de Châteauneuf, de Vichy, de Saint-Nectaire, *et surtout de Royat*, où, ainsi que je l'ai dit à plusieurs reprises, dans le courant de cette étude, *les procédés balnéaires, et notamment les bains à eau courante, constituent un moyen thérapeutique des plus puissants de la chlorose.* »

***

3° Action sur les Névralgies diverses d'origine chloro-anémique. — Nous avons énuméré plus haut la trop longue liste des névralgies diverses dont souffrent les chloro-anémiques : névralgie faciale ou d'un des rameaux de la cinquième paire, névralgie intercostale, lombo-abdominale, névralgie des organes intra-pelviens, sciatique, etc.

Or, le malade atteint d'une de ces névralgies où malgré l'état de pauvreté du sang, il est démontré par l'anatomie pathologique que c'est l'enveloppe même du nerf, le névrilemme qui est le siége d'une sorte de congestion, congestion passive, bien entendu, se trouve plongé dans la baignoire dans un milieu thermal électrique, chargé d'acide carbonique lequel, faisant un violent appel à la peau, y attire le sang et dégage d'autant les filets nerveux. C'est donc par une action journellement répétée que nos bains judicieusement employés finissent par amender ou guérir ces névralgies si inquiétantes et si douloureuses contre lesquelles tous les moyens les plus judicieux ont déjà été inutilement employés et qui désespèrent les malades.

Leur bienfaisante action se fait sentir d'autant plus vite, que la peau rougit mieux pendant le bain. Pour obtenir cet heureux effet, nous n'hésitons pas à employer la grande douche chaude en jet ou en pomme d'arrosoir, au début ou à la fin du bain, quand le malade se montre récalcitrant à l'action de l'eau courante. D'autres fois, surtout s'il s'agit de traiter des névralgies de la face ou autres chez des sujets délicats et timorés, l'on prescrit avec avantage la petite douche locale dans le bain. Nous avons vu plusieurs névralgies d'une des branches de la cinquième paire céder sous l'influence de ce traitement et du traitement interne, après vingt à vingt-cinq jours.

Pour les névralgies profondes, le bain et la grande douche nous paraissent nécessaires pour amener à la peau et décongestionner les tissus qu'elle recouvre.

Enfin il est des cas où il est nécessaire d'employer concurremment les bains et douches de gaz carbonique ou l'hydrothérapie. Seule, la sagacité du médecin pourra apprécier et déterminer la valeur de ces moyens.

Certaines chloroses à forme hystérique, où il faut faire une large part au système nerveux, pourront comporter ce dernier genre de traitement, dont elles retirent habituellement un grand bénéfice.

Un autre symptôme pénible et habituel chez les chlorotiques, contre lequel Royat a une valeur réelle, est l'*insomnie*. L'air pur que les malades respirent dans nos montagnes, joint à l'exercice musculaire modéré et à l'action sédative du bain, ramène assez vite le sommeil. Nous avons déjà dit plus haut que l'individu plongé dans le bain de Royat avait de la tendance au sommeil. Cette tendance au repos, nous la retrouvons chez nos malades en dehors du bain. Elle doit être très-certainement déterminée par l'effet sédatif du bain minéral et peut-être par la respiration du gaz acide carbonique qui se dégage de l'eau pendant l'immersion.

Ozanam, dans une série d'expériences sur les effets produits par les inhalations de gaz carbonique soit pur, soit mélangé avec de l'air, est arrivé à produire un sommeil anesthésique semblable à celui que l'on obtient par l'éther et le chloroforme.

Dans le bain de Royat, le malade ne court aucun danger pouvant provenir de trop fortes inspirations de gaz carbonique, et ne peut en retirer que du bien.

Mais ce sommeil anesthésique que l'on obtient chez les animaux et chez l'homme précède toujours la mort des personnes asphyxiées par le gaz carbonique. On en peut voir malheureusement des exemples chaque année, dans nos campagnes, à l'époque des vendanges et de la fermentation du vin. C'est ainsi que l'an dernier, deux ouvriers travaillant au pont du chemin de fer qui traverse la vallée de Royat, sont morts asphyxiés par le gaz dans les fondations d'une des piles du pont. En effet, dans la vallée de Royat et probablement jusqu'à l'arrêt du terrain volcanique, près de Clermont, à des profondeurs variables du sol et à sa superficie, se dégagent continuellement des vapeurs de gaz carbonique provenant de l'eau minérale qui s'échappe en filets souterrains de divers côtés. C'est pour cette raison que l'on est obligé de cimenter les fissures des caves de la vallée, pour pouvoir y descendre sans danger ; c'est ainsi que l'on peut s'assurer de ce dégagement de l'acide carbonique, soit dans la Grotte du Chien, à Royat, soit dans les caves de la propriété de Montjoli, sur la route de Clermont.

Mais, nous le répétons, la quantité de gaz carbonique que les malades peuvent respirer pendant le bain est minime, et, loin de présenter du danger, est éminemment favorable et produit un effet sédatif, soit sur la muqueuse respiratoire, soit sur le système nerveux.

Quand la chlorose et l'anémie sont compliquées de rhumatisme ou de diathèse arthritique, comme cela s'observe fréquemment, l'action curative des eaux n'en est que plus sensible et plus manifeste. Car, comme nous l'avons dit et répété souvent dans le cours de cet article : ANÉMIE, ARTHRITISME, sont les deux grandes et principales indications qui doivent guider médecins et malades dans le choix de notre station.

*
* *

HYDROTHÉRAPIE.

En soumettant un malade au traitement hydrothérapique, le médecin se propose :

1° D'amener à la périphérie une circulation qui fait défaut, de faire disparaître, par conséquent, l'engorgement des viscères profonds, si cet engorgement existe, et de régulariser la circulation générale;

2° De tonifier les tissus, les rendre moins sensibles aux influences extérieures, et d'amener la sédation du système nerveux.

C'est donc pour atteindre ce but que l'on poura utiliser cette excellente méthode thérapeutique qui, bien maniée et employée judicieusement, fournit des résultats merveilleux.

C'est surtout dans l'anémie avec tendance au refroidissement des extrémités, compliquée ou non de congestion viscérale, dans l'anémie partielle, dans la chlorose accompagnée de nervosisme et d'hystérie, que l'hydrothérapie devra être employée concurremment avec les autres pratiques balnéaires. Une condition essentielle à son emploi, c'est l'absence de toute affection organique, du cœur principalement, et la facilité de la *réaction*.

La *réaction*, qui n'est autre chose que ce mouvement

de chaleur qui se produit à la peau après la douche hydrothérapique, se produit presque toujours chez les sujets jeunes, — il est très-rare de ne pas la constater, — mais si cette sensation de chaleur déterminée par la poussée congestive du sang à la peau, ne se produisait pas, on devrait aussitôt renoncer à la pratique hydrothérapique, qui ne pourrait être continuée sans danger.

La douche écossaise ou chaude devrait alors remplacer la douche froide.

Quoi qu'il en soit, la réaction d'une manière générale ne peut se produire qu'autant que la surface du corps a été touchée brusquement et avec force par une projection d'eau à température basse. Sous ce rapport, Royat ne laisse rien à désirer : l'eau employée dans les salles d'hydrothérapie est à température constante et basse de + 10° centigrades, et sous forte pression. Mais si l'eau présente les conditions voulues, il n'en est pas de même des salles consacrées au traitement, et aux vestiaires qui sont exigus et peu ventilés. L'an prochain, espérons-le, l'administration nouvelle qui préside aux destinées de notre station et animée du désir de donner aux malades tout le confort désirable, aura fait édifier un corps de bâtiment spécialement consacré au service hydrothérapique. Nous avons examiné à loisir les plans de ces nouvelles galeries, et nous devons dire que s'ils sont exécutés, ils rempliront toutes les conditions désirables et satisferont les plus difficiles.

Mais revenons à notre sujet et résumons-nous en disant que l'hydrothérapie équilibre la circulation, ramène à leur volume normal les organes congestionnés (foie, utérus), calme l'irritabilité du système nerveux chez les anémiques hypocondriaques atteints de spermatorrhée, calme les névroses rebelles qui viennent compliquer la chlorose, hypocondrie, hystérie, analgésie, etc., donne de la tonicité et de l'énergie au système musculaire et rend les malades plus dispos, moins enclins au découragement. Il est dans nos habitudes d'ailleurs de recommander aux personnes qui suivent le traitement hydrothérapique, une promenade à pied pour faciliter ou entretenir la réaction. Cette promenade les tire de leur torpeur, les oblige à respirer l'air oxygéné de nos montagnes et leur rend, à leur insu, l'appétit qu'ils avaient perdu.

***

Bains et douches de gaz acide carbonique. — Les bains de gaz acide carbonique installés au fond de la galerie des hommes et des dames, peuvent être utilisés chez les anémiques ou les chlorotiques atteints de névralgies diverses : névralgie faciale, dentaire, intercostale rebelle, névralgie de la vulve (vaginisme), du col de la vessie, etc.

Dans un mémoire que nous avons présenté, l'année dernière, au Congrès scientifique du Havre, nous avons étudié plus spécialement l'action de l'acide carbonique en général, et employé en bains ou douches. Nous y renvoyons donc le lecteur.

Voici cependant les points principaux sur lesquels nous avons attiré l'attention :

1° L'acide carbonique employé en bains ou en douches accroît la circulation capillaire et la calorification.

Rougeur et chaleur de la peau sont en raison directe de la température du gaz dans lequel elle est plongée, c'est-à-dire que la sensation de chaleur éprouvée par le malade dans le bain de gaz carbonique, sera d'autant plus sensible que le gaz sera à une température plus élevée. Nous ne connaissons pas les effets produits au-dessus de + 30° centigrades ;

2° Que l'acide carbonique a une action anesthésique sur la peau, les muqueuses et leurs plaies ; qu'il calme les douleurs névralgiques ;

3° Qu'il a une action spéciale sur les organes génitaux qu'il excite. Cette excitation du sens génital, signalée par la plupart des expérimentateurs, est réelle, mais nous la croyons fugitive, jusqu'à preuve contraire.

Dans tous les cas, pour être utilisé très-avantageusement, il serait nécessaire que le gaz pût arriver dans les baignoires spéciales, à une température d'au moins + 25 à 30° centigrades, soit pur ou presque pur, comme il arrive dans les baignoires actuelles, soit dissous dans l'eau sous forte pression. Alors seulement on pourrait obtenir des effets réels, dont on n'a que l'esquisse, avec l'installation actuelle. C'est encore une lacune facile à combler et qu'il suffit de signaler à l'administration pour qu'elle n'existe plus à la saison prochaine.

Nous plaçons sous les yeux du lecteur l'analyse des gaz de la Grande Source de Royat, gaz qui sont déversés dans les baignoires à acide carbonique. M. Huguet, notre collègue à l'École de médecine de Clermont, et nous, avons recueilli ces gaz sous éprouvette, et voici les chiffres de l'analyse faite par M. Huguet :

<table>
<tr><th></th><th>Acide carbonique.</th><th>Azote.</th><th>Oxygène.</th></tr>
<tr><td>1re analyse........</td><td>76,92.......</td><td colspan="2">23,08</td></tr>
<tr><td>2e — ....</td><td>75,49.......</td><td colspan="2">24,51</td></tr>
<tr><td>3e — ....</td><td>80,14.......</td><td>16,04</td><td>3,82</td></tr>
<tr><td>4e — ....</td><td>79,72.......</td><td>16,29</td><td>3,99</td></tr>
<tr><td>5e — ....</td><td>98,70.......</td><td colspan="2">1,30</td></tr>
</table>

Dans les expériences où l'analyse complète a été faite, on remarque que le rapport entre l'oxygène et l'azote est le même qu'entre l'oxygène et l'azote de l'air atmosphérique. Dans les dernières analyses, la proportion de gaz carbonique est plus élevée que dans les premières expérimentations. Cela tient, sans aucun doute, aux précautions très-minutieuses que nous avons prises pour recueillir le gaz carbonique qui doit arriver, comme nous l'énoncions plus haut, presque à l'état de pureté à la surface du corps (1).

Ce gaz de la baignoire, analysé aussi par M. Truchot, est formé d'acide carbonique ne contenant que quatre à cinq millièmes d'azote. M. Truchot évalue à plus de trois mille litres par minute le dégagement de gaz carbonique provenant de la source Eugénie (2).

***

RÉSUMÉ DU TRAITEMENT.

Hygiène. — *a. Habitation.* — Les anémiques et chlorotiques devront chercher à Royat une habitation aérée, modérément élevée, exposée autant que possible au soleil levant. L'exposition du midi ne pourrait convenir qu'au commencement de juin ou au mois de septembre, celle du nord, pendant la période des fortes chaleurs. Cette question du logement perd de son importance, si les malades prennent l'excellente habitude de vivre en quelque sorte au dehors et en plein air, quand le temps est favorable.

(1) Huguet : *Études sur les vapeurs des eaux minérales,* 1876.

(2) Truchot et Fredet : *De la lithine dans les eaux minérales de Royat,* 1875.

b. Vêtements. — La flanelle, les vêtements de laine, légers, doivent être recommandés spécialement. La toile ne doit être permise que dans le milieu du jour, et après le déjeuner jusqu'au dîner, pendant les fortes chaleurs.

c. Exercice. — Nous recommandons à nos anémiques un exercice quotidien et modéré. La promenade se fera le plus habituellement à pied et, autant que possible, dans les sentiers de nos montagnes.

Les promenades à cheval ou en voiture, sont moins favorables, mais ne sont pas proscrites. En un mot, les anémiques feront en même temps une *cure d'air*.

d. Alimentation. — L'alimentation sera aussi bonne que possible et consistera principalement en viandes noires et blanches rôties, juteuses, potages, légumes, fromages, peu de fruits. — Vin rouge pur ou coupé avec de l'eau d'une des sources de Royat.

On évitera les acides, les crudités, les boissons glacées qui peuvent déterminer quelquefois de la gastralgie ou de la cystite.

Nous recommandons aux malades de se lever matin, de se coucher à une heure raisonnable. Huit heures de sommeil sont largement suffisantes pour la réparation des forces. D'un autre côté, sachant combien les distractions sont nécessaires, nous engageons volontiers les malades à passer leurs soirées au Casino ou au salon de leur hôtel.

e. Saison la plus convenable pour faire une cure à Royat. — Durée de la cure. — Les malades peuvent venir à Royat, disent les prospectus, du 15 mai au 15 octobre. Pour notre part, la saison qui nous semble la plus favorable va du commencement de juin pour finir avec septembre. Dans le cas où une double saison serait utile, il serait préférable de faire la première cure au commencement de juin pour revenir dans les premiers jours de septembre.

La durée habituelle de la cure est de 20 à 25 jours.

f. Eau minérale en boisson. — La quantité d'eau minérale prescrite peut varier de un demi-verre à cinq verres par jour.

Quant à la source précise où doivent boire anémiques et chlorotiques, le médecin traitant seul peut la leur indiquer, car il faut tenir compte de l'état général du malade, de ses fonctions digestives et de la plus ou moins grande facilité à digérer l'eau minérale. Tel anémique se trouvera bien de l'eau de Saint-Victor, tel autre devra boire à Saint-Mart, à César ou à la Grande Source. Depuis deux années nous avons à nôtre disposition la source Saint-Victor qui nous paraît donner de bons résultats dans le traitement de la chloro-anémie. Mais l'anémie compliquée d'un état catarrhal des muqueuses ou d'arthritisme, peut exiger telle ou telle modification dans le traitement, et ce n'est pas *à priori* que l'on peut dire à un malade : Vous boirez à telle source. Il faut préalablement l'étudier avec soin.

g. Bains. — Ce que nous avons dit de l'eau minérale prise en boisson, nous le répèterons pour le bain. Au grand Etablissement, la durée de l'immersion variera de 20 à 60 minutes. Il sera à eau morte, courante ou mitigée ; à Saint-Mart de 15 à 25 minutes, à eau courante ; à César de 10 à 20 minutes, à eau courante ; quant au bain de piscine, il faut le considérer comme une excellente gymnastique aquatique, mais il est loin d'avoir la valeur médicale des autres bains. Il est préférable de prendre le bain le matin.

h. Combien doit-on prendre de bains? — La durée de la cure est généralement de 21 jours. C'est donc 21 bains que prendront les malades. Cependant il en est chez lesquels la prolongation du traitement balnéaire jusqu'à 25 bains et plus est très-salutaire. — La décision de cettte question est encore soumise à l'appréciation du médecin.

Nous tenons à nous expliquer ici au sujet du chiffre fatidique de 21 attaché à la durée de la cure. Pourquoi 21 et pourquoi pas 22, 23, etc. ? C'est que d'une manière générale, ce qu'on appelle *saturation* en langage hydrologique, se montre après trois semaines, c'est-à-dire qu'à cette date les malades soumis au traitement hydrominéral éprouvent certains symptômes accusés par du dégoût ou de la plénitude qui font dire qu'ils en ont assez, qu'ils sont *saturés*. Mais cela ne veut pas dire que chez tous, la saturation se montre fatalement au 21e jour de la cure. Cela dépend bien entendu, de la susceptibilité du sujet, de la quantité d'eau qu'il a bue, du nombre de bains qu'il a pris, etc.

i. Hydrothérapie. — Bains de gaz. — Les malades ne se soumettront pas à ce genre de traitement sans avis préalable de leur médecin.

j. Doit-on continuer l'usage de l'eau de Royat à domicile? — Les personnes chloro-anémiques qui auront obtenu de bons résultats de leur séjour à Royat, feront bien de continuer chez elles, l'usage de l'eau minérale. Pour cela, il sera sage de laisser écouler au moins un mois entre le départ de notre station et la reprise du traitement hydro-minéral.

L'eau minérale choisie sera spécialement de l'eau de Saint-Victor, de César ou de Saint-Mart, mais principalement de l'eau de Saint-Victor à cause de sa basse température à sa source et de la facilité de conservation. L'eau sera bue aux repas, pure ou coupée avec le vin, à la dose de deux à trois verres par jour pendant vingt jours sur trente et pendant plusieurs mois. Les bouteilles d'eau seront gardées dans un endroit frais et couchées pour que le gaz s'échappe moins facilement.

k. Est-il nécessaire de faire une cure à Royat pendant plusieurs années consécutives? — D'une manière générale les chloro-anémiques feront bien de revenir pendant deux ou trois années consécutives pour consolider leur guérison ou pour empêcher toute rechute, surtout si au sortir de Royat, ils restent soumis aux mêmes causes qui ont déterminé chez eux l'appauvrissement du sang.

OBSERVATIONS

OBSERVATION I.

Anémie simple. — Dyspepsie. — Hypocondrie.

M. X..., de Bar-le-Duc, cinquante ans, rentier, tempérament lymphatique, constitution moyenne, sans antécédents diathésiques héréditaires, vient à Royat en 1875 pour y faire une cure. M. X... se plaint d'une faiblesse générale, de manque d'appétit, de lenteur de la digestion, de constipation opiniâtre ; il est pâle, les muqueuses sont décolorées, il existe un bruit de souffle doux dans les vaisseaux du cou. M. X... ne peut faire le moindre exercice à pied sans fatigue, aussi a-t-il renoncé à la promenade, le moindre effort amenant de l'oppression, de l'essoufflement. Le malade, croyant être atteint d'une affection organique, est triste, hypocondriaque. Cet état d'anémie s'est manifesté à la suite de préoccupations morales vives éprouvées par M. X... pendant la guerre et l'occupation allemande.

M. X... fait un séjour d'un mois à Royat et il suit chaque jour et très-ponctuellement le traitement que nous lui indiquons qui, d'ailleurs, est parfaitement toléré. Sous l'influence du bain à eau courante la peau se réchauffe, la circulation capillaire se rétablit. L'estomac, excité par l'eau minérale en boisson, dont la dose est portée jusqu'à quatre grands verres par jour, recouvre son énergie. Après une semaine, M. X... a de l'appétit, digère plus facilement et fait chaque jour, avec plaisir, une promenade à pied dans les environs de la station. La constipation ayant pour cause la sécheresse de l'intestin, dont la muqueuse sécrète peu, est combattue utilement par la douche ascendante dont l'action stimulante devient sensible vers la fin de la cure.

M. X... retourne dans sa famille ayant conquis de l'embonpoint, des forces et bon teint. Il continue à domicile l'emploi de l'eau minérale de Royat, et revient en 1876 consolider sa guérison. Après une deuxième saison, la guérison de l'anémie était définitive : il jouit actuellement d'une santé parfaite.

Réflexions. — Cette anémie est une anémie simple, essentielle, tirant son origine de causes toutes morales. Le déplacement, la vie en plein air, les exhortations, les encouragements ont été nécessaires chez ce malade pour le tirer de cet état de torpeur dans lequel il était tombé. Le traitement interne et externe hydro-minéral, combiné avec un exercice musculaire journalier, ont déterminé rapidement l'équilibre de la circulation, en même temps que l'eau minérale absorbée par l'estomac rendait l'activité à cet organe et faisait entrer dans le torrent circulatoire les principes minéraux qui lui manquaient.

***

OBSERVATION II.

Anémie avec névralgie faciale.

M. X..., dix-huit ans, de Lyon, vient à Royat au mois de juin 1875. M. X... est pâle, maigre ; il a grandi beaucoup depuis trois ans, il présente une faiblesse extrême, mais a conservé bon appétit ; il s'essouffle facilement, quand il gravit la moindre pente. En outre, il souffre depuis longtemps d'une névralgie faciale droite, siégeant principalement sur le trajet du nerf maxillaire inférieur, sans carie dentaire. Cette névralgie a résisté jusqu'à ce jour à tous les moyens les plus judicieux. M. X... n'a jamais eu de rhumatisme et n'a pas d'antécédents diathésiques. On entend un bruit de souffle doux au premier temps du cœur, qui se prolonge dans les vaisseaux du cou. Le médecin habituel de M. X... ayant tout tenté pour le guérir de cette anémie compliquée de névralgie, s'est décidé à l'envoyer à Royat.

M. X... commence sa cure le 25 juin, l'eau minérale est employée en boisson, en bains généraux et en douches locales. Les fonctions digestives, qui d'ailleurs n'avaient jamais périclité, prennent une énergie encore plus active. Le malade mange, digère bien et fait chaque jour une promenade courte. Les bains, d'une durée moyenne de trois quarts d'heure, sont pris au Grand Établissement et dans le bain, le côté douloureux de la face est soumis à l'action d'une douche locale en pomme d'arrosoir, de dix à quinze minutes de durée.

A la fin de la cure, le 18 juillet, M. X... avait pris de l'embonpoint ; les forces et les couleurs étaient revenues ; il souffrait encore un peu de la névralgie.

L'année suivante, M. X... revint à Royat en touriste et, dans la visite qu'il nous fit, il nous annonça que quinze jours après avoir quitté Royat, sa névralgie avait disparu pour ne plus revenir. Il nous parut donc entièrement guéri, et nous ne songeâmes pas à le retenir.

Réflexions. — Cette anémie pourrait être appelée avec raison *anémie de la puberté*. Les névralgies l'accompagnent fréquemment. Mais, dans l'espèce, le traitement hydro-thermal de Royat, agissant sur ce tempérament lymphatique, à constitution débilitée et à sang appauvri, a été souverainement bienfaisant.

***

OBSERVATION III.

Anémie. — Spermatorrhée. — Hypocondrie.

M. M..., trente-trois ans, du Guatemala, négociant, tempérament nervoso-bilieux, constitution faible, vient à Royat en 1875. M. M... a été atteint, deux ans auparavant, d'une fièvre muqueuse dont il n'a jamais pu se relever entièrement. Cette maladie aiguë a laissé à sa suite une anémie générale, compliquée de nervosisme, d'hypocondrie, laquelle est augmentée par des pertes nocturnes inquiétant beaucoup le malade.

La peau du visage est jaune, ressemblant à de la cire vieillie, comme bouffie, il y a du souffle dans les vaisseaux. Les fonctions digestives sont médiocres; il n'y a pas d'antécédents diathésiques. Il fut très-difficile de relever le moral de notre malade et de lui persuader qu'une guérison était probable. Il voulut bien cependant se conformer à nos prescriptions.

Les bains de César, l'hydrothérapie avec douches spéciales sur la région dorsale et périnéale, le gymnase, l'eau minérale à l'intérieur furent concurremment employés et bien supportés. Nous eûmes à lutter constamment contre le découragement du malade qui, après quelques jours, voulait cesser tout traitement. Cependant, à force de bonnes raisons et de persévérance, nous pûmes faire continuer la cure à laquelle M. M... se soumit bénévolement lui-même, dès qu'il put constater une amélioration dans son état. En un mot M. M... quitta la station, l'état général très-amélioré, n'ayant plus de pertes nocturnes, le moral réconforté. Nous avons appris par lui, depuis cette époque, qu'il s'était marié et que sa santé générale, sans être florissante, était satisfaisante.

***

OBSERVATION IV.

Anémie. — Spermatorrhée. — Hypocondrie. Dyspepsie. — Insomnie.

M. X..., vingt-un ans, de Lyon, sans profession, tempérament lymphatique, constitution moyenne, pas de rhumastime antérieur, pas d'excès en aucun genre, a grandi beaucoup depuis deux ans. Cette croissance exagérée a déterminé une anémie générale, compliquée de pollutions nocturnes et d'hypocondrie. M. X... est en outre dyspeptique (dyspepsie flatulente) ; souffle dans les vaisseaux, insomnie.

Nous avons dû employer auprès du malade les mêmes efforts que précédemment, pour le déterminer à persévérer dans le traitement indiqué, qui fut le même que pour le malade de l'observation 3.

L'insomnie fut le symptôme le plus rapidement amendé par le traitement thermal. Sous l'influence d'un exercice quotidien et modéré et des bains sédatifs, M. X... put dormir d'abord quelques heures chaque nuit et finit par faire comme tout le monde. Les forces revenaient en même temps, les pollutions nocturnes s'observèrent deux fois seulement. Le malade qui, pendant la première semaine de séjour s'était fort ennuyé, satisfait de l'amélioration obtenue, prolongea sa cure, sur notre conseil, jusqu'au trentième jour. Lors de son départ, nous pûmes constater un mieux évident. Le malade n'était plus aussi enclin aux idées tristes, était plus fort, passait de bonnes nuits. Nous l'engageâmes à continuer à Lyon l'hydrothérapie commencée à Royat, et à se soumettre pendant plusieurs mois à l'usage de l'eau minérale de Saint-Victor, de suivre enfin les préceptes d'une bonne hygiène, sa position de fortune lui permettant de le faire.

Réflexions. — Cette variété d'anémie, accompagnée d'hypocondrie et de congestion plus ou moins forte de la moëlle, est une de celles qui offrent le plus de difficultés à mener à bien. L'on a à lutter surtout contre le moral affecté du malade qui se décourage pour un rien et qu'il faut guider comme un enfant, tantôt par des encouragements, tantôt par des paroles sévères. C'est une de ces anémies où le système nerveux, devenu très-impressionnable, a pris le dessus et domine toute la scène. On arrive cependant à modifier avantageusement et à guérir cet état, pourvu toutefois que des circonstances morales ultérieures et exagérées ne viennent pas entourer le malade après le traitement.

*
* *

OBSERVATION V.

Anémie générale. — Dyspepsie.

M. C..., dix-neuf ans, négociant, de Lyon, tempérament lymphatique, constitution faible, vient à Royat l'an passé, au mois de juillet. M. C... est pâle, très-faible, peut avec peine faire quelques kilomètres à pied ; il est essoufflé dès qu'il fait le moindre effort. M. C... sort peu et reste presque constamment confiné dans ses magasins ; en outre, il a grandi beaucoup et en peu de temps. A cela vient s'ajouter de la dyspepsie stomacale, caractérisée par de l'inappétence, la langue saburrale, la lenteur de la digestion. Il y a un souffle doux au premier temps du cœur et dans les vaisseaux du cou.

M. C... prend journellement des bains au Grand Établissement, bains à eau courante, suivis d'une promenade à pied, courte au début, et boit matin et soir à la Grande Source, coupe son vin aux repas avec de l'eau de Saint-Victor ; il vit le plus possible en plein air, sur notre recommandation.

Après trois semaines de séjour à Royat, M. C... n'était plus reconnaissable. Les divers systèmes de l'économie avaient pris une activité nouvelle, et le malade se sentait tout regaillardi. C'est donc dans ces excellentes conditions, et enchanté d'être venu, que M. C... quitta notre station.

Réflexions. — Cette anémie était évidemment une anémie de puberté, entretenue par cette sorte de vie claustrale qu'avait adoptée, peut-être malgré lui, le malade qui fait le sujet de cette observation. Le grand air de la campagne a peut-être contribué autant à le guérir que le traitement thermal.

Nous pouvons en dire autant d'un autre de nos malades, chef d'un des principaux cafés-restaurants de Paris, qui vient l'an passé à Royat, présentant tout à fait les symptômes de l'anémie, — anémie dite des cuisiniers, chauffeurs, etc., — comme dans le cas précédent. Le malade quitta Royat entièrement guéri, et, dans notre pensée, nous attribuons sa guérison autant au séjour dans une atmosphère pure qu'au traitement hydro-thermal.

OBSERVATION VI.

Chlorose de la puberté. — Dysménorrhée. Névralgie intercostale.

Nous eûmes à donner nos soins en 1876, à Royat, à la fille d'un garde particulier des environs de Clermont, âgée de seize ans, habitant la campagne, se trouvant donc dans de bonnes conditions hygiéniques, mais qui néanmoins présentait la chlorose la mieux caractérisée.

Le facies était pâle, bouffi, le sillon naso-buccal et naso-labial était de couleur jaune-verdâtre, les muqueuses décolorées, souffle au cœur et dans les vaisseaux, faiblesse générale, appétit bizarre, capricieux, goût prononcé pour le vinaigre, les crudités, sensibilité morale pervertie, névralgie intertostale presque permanente. La chlorose s'était manifestée au moment de la première apparition des règles, qui ne venaient que très-irrégulièrement et s'accompagnaient chaque fois d'une exagération dans les signes que nous venons d'indiquer.

Cette jeune fille fut soumise à un traitement méthodique dont elle ne s'écarta pas, consistant en eau minérale en boisson, à jeun et aux repas, en bains à eau courante au Grand Établissement, en douches locales sur le trajet douloureux, et nous devons avouer que nous obtînmes chez cette malade un des plus beaux cas de guérison que nous ayons à citer. Après vingt-cinq jours, cette jeune fille partit ne présentant plus qu'un souffle léger au cœur qui a disparu depuis, car nous avons eu l'occasion de revoir la jeune malade qui se porte admirablement bien depuis sa cure à Royat, et chez laquelle toute trace de chlorose a disparu.

Réflexions. — Dans l'espèce, nous devons reconnaître que c'est au traitement minéral seul qu'il faut accorder le mérite de cette cure, car les conditions hygiéniques n'étaient pas changées pour la malade qui vivait à la campagne.

***

OBSERVATION VII.

Chlorose ménorrhagique chez une jeune fille de dix-neuf ans.

Mlle X..., du Havre, vint à Royat l'année dernière, présentant les symptômes suivants : faiblesse générale, essoufflement au moindre effort, facies et extrémités pâles, froides, souffle dans les vaisseaux. Mlle X... est d'un tempérament nerveux, il n'y a pas d'antécédents héréditaires, impressionnabilité excessive, sans crises convulsives d'aucun genre. Tous accidents s'étant montrés avec la première apparition des règles qui se répètent chaque mois avec une abondance inquiétante. Recrudescence de ces symptômes après chaque époque, fonctions digestives bonnes. La jeune malade est pleine d'énergie et de bonne volonté.

Prescription. — Bain de César quotidien, hydrothérapie, eau minérale de Saint-Victor à jeun et aux repas, interruption du traitement et repos horizontal pendant les époques, cure d'un mois.

Ce temps écoulé, Mlle X... quitta Royat. Amélioration des plus manifestes, l'écoulement menstruel, grâce au traitement et au repos horizontal, fut modéré et ne détermina pas la fatigue habituelle. Le mois suivant, les menstrues furent aussi moyennement abondantes. Nous avons lieu d'espérer que la continuation du traitement hydrothérapique, après le traitement thermal, aura définitivement modifié la tendance ménorrhagique.

*
* *

OBSERVATIONS VIII ET IX.

Chlorose compliquée d'état catarrhal des bronches.

Mme X..., trente-huit ans, de Paris. Tempérament lymphatique, embonpoint assez prononcé, vient à Royat en 1876. Elle est atteinte de chloro-anémie manifeste, règles peu abondantes, irrégulières, leucorrhée, en outre elle s'enrhume avec une extrême facilité, l'auscultation ne révèle toutefois rien de suspect.

Mme X... fait une cure de vingt-cinq jours. Bain quotidien au Grand Établissement, injection vaginale dans le bain, eau de la Grande Source en boisson à jeun, eau de César aux repas, vie au grand air. La malade quitte Royat avec une telle satisfaction de sa saison, qu'elle est revenue cette année même, plutôt, nous disait-elle, pour confirmer la guérison et faire une cure préventive, que pour combattre un mal qui n'existait plus.

Mme X... avait emmené avec elle sa fille, jeune personne

de dix-huit ans, atteinte de chlorose avec dysménorrhée. Cette jeune fille, dont la chlorose était due à une croissance excessive et aussi aux habitudes sédentaires de sa mère, retira de son traitement thermal à Royat le même avantage que sa mère, avec qui elle est revenue cette année.

*
* *

OBSERVATION X.

Chlorose compliquée de congestion pulmonaire du sommet gauche.

Mme X..., vingt-huit ans, mariée, deux enfants. Tempérament lymphatico-nerveux, constitution moyenne, menstruation irrégulière, douleurs vives aux époques, antéversion assez prononcée, leucorrhée. Mme X..., à la suite d'un violent chagrin déterminé par la perte d'un de ses enfants, fut atteinte de chlorose ; en même temps, à la suite d'un rhume négligé, elle présenta tous les signes d'une congestion pulmonaire au sommet gauche. Crachats sanglants parfois, matité sous-claviculaire et sous-épineuse, faiblesse du murmure respiratoire, pas de craquements, quelques râles muqueux et sibilants ; de temps à autre fièvre vespérale, pas de sueurs nocturnes, maintien des fonctions digestives.

La question à résoudre était celle-ci : la chlorose est-elle vraie ou fausse ? n'accompagne-t-elle pas le début d'une tuberculisation ? Il n'y avait pas d'antécédents héréditaires chez Mme X..., elle habitait en outre un pays à température rigoureuse et l'auscultation ne révélant rien d'absolument pathognomonique, nous inclinâmes au diagnostic de chlorose compliquée de congestion pulmonaire.

En l'absence de tout état aigu, nous conseillâmes à Mme X... de respirer chaque jour les vapeurs de la salle d'aspiration ; de boire à la source Eugénie matin et soir, de couper le vin aux repas avec de l'eau de Saint-Victor, d'éviter avec grand soin tout refroidissement.

Mme X... suivit son traitement avec ponctualité, et nous devons déclarer qu'après un mois, nous avions obtenu un amendement tel à son état que la question de guérison absolue ne fut plus pour nous qu'une affaire de temps. Sur notre conseil, la malade est allée passer cet hiver dans le midi, et, il y a quelques jours à peine, nous apprenions avec grande satisfaction que notre intéressante malade était considérée comme guérie par le médecin aux soins de qui nous l'avions confiée.

Réflexions. — L'eau minérale prise en boisson et en vapeurs, a agi dans l'espèce comme agent tonique et résolutif. L'anémie et la chlorose se compliquent souvent de congestions passives du côté de tel ou tel organe. Il est évident que cette chlorose présentait une complication de congestion pulmonaire, dont le diagnostic précis ne laissait pas que d'être embarrassant.

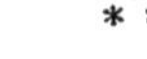

OBSERVATION XI.

Chlorose. — Dysménorrhée. — Leucorrhée. Rhumatisme articulaire chronique.

Mlle B..., vingt ans, de Paris. Tempérament lymphatique, faiblesse générale, teint cireux, muqueuses pâles, dysménorrhée, leucorrhée dans l'intervalle des époques, douleur rhumatismale chronique d'un des genoux, épanchement peu abondant intra-articulaire, souffle doux au cœur et dans les vaisseaux. La malade fut soumise au traitement balnéaire au Grand Établissement (bain à eau courante, canule vaginale pendant la plus grande partie du bain), grande douche chaude sur l'articulation douloureuse, eau minérale en boisson.

Après la cure, Mlle B... prolongea son séjour à Royat, et nous pûmes constater *de visu* tout le bienfait qu'elle en avait retiré : les forces revenues, plus d'épanchement dans le genou, dont l'articulation joue bien, leucorrhée disparue ; les menstrues parurent normalement le mois suivant, enfin quand notre malade rentra à Paris, elle emportait avec elle provision de forces et de santé.

Nous avons eu l'occasion d'observer plusieurs cas de chlorose de la ménopause, âge critique de la femme. L'élément névrose est très-certainement celui qui nous a donné le plus de peine à combattre. Dans quelques cas, notamment chez une dame de Lyon, de cinquante-deux ans, l'an dernier, nous avons pu arriver à une guérison complète.

***

OBSERVATION XII.

Chlorose compliquée d'affection utérine et de névralgie vulvaire.

Mme C..., trente-cinq ans. Tempérament lymphatique, constitution moyenne, mariée, deux enfants, menstrues très-abondantes et anémie consécutive. Léger prolapsus utérin, ulcération de la lèvre postérieure du col, examen très-douloureux, contracture violente des fibres musculaires du sphincter vaginal, vaginisme.

Un traitement approprié est prescrit. L'eau minérale parfaitement tolérée par le tube digestif, ne tarde pas à manifester son action reconstituante sur la santé générale. A la pâleur, à la bouffissure du visage, succède un teint frais et rosé, les chairs deviennent fermes. Au vaginisme on oppose les grands bains à eau courante avec injection dans le bain, *bains de gaz carbonique avec douches locales de gaz dans le bain*. Les premières injections faites amenaient de la douleur, mais, après une semaine de traitement, le contact du gaz, loin de déterminer de la douleur, produisait au contraire un soulagement immédiat.

Enfin, après vingt-cinq jours de cure, Mme C..., très-améliorée, sinon guérie, quittait Royat.

Nous avons revu Mme C... en 1877, à Royat, où elle est revenue faire une deuxième saison qui fut courte, car l'anémie avait disparu et, avec elle, le vaginisme quelques semaines après son retour des eaux en 1876.

OBSERVATION XIII.

Chlorose. — Métrite chronique. — Vaginisme.

Mme S..., vingt-huit ans. Tempérament lymphatico-nerveux, constitution faible, deux enfants, métrite chronique du col, leucorrhée, plusieurs cautérisations au nitrate d'argent ont été pratiquées pour la combattre; vaginisme, quelques antécédents rhumatismaux déjà anciens, fréquentes apparitions d'urticaire qui paraît être d'origine rhumatismale.

Mme S... a fait deux saisons à Royat en 1875 et 1876. La seconde cure n'a été faite l'année dernière que pour confirmer et consolider la guérison obtenue après la première.

Comme toutes les malades atteintes de vaginisme à qui nous avons donné nos soins à Royat, Mme S... était chlorotique, de plus elle était rhumatisante. C'était donc sur un terrain choisi en quelque sorte, que l'action hydro-thermale devait s'exercer ; aussi le succès vint dépasser nos espérances.

L'eau minérale fut administrée ici *intus et extra*, et de plus nous prescrivîmes les grands bains avec douche vaginale d'acide carbonique.

Mme S... a, depuis 1876, une santé parfaite.

OBSERVATIONS XIV ET XV.

Chloro-anémie. — Affection utérine. — Vaginisme.

Nous résumons dans la même observation les deux faits cliniques suivants, car la maladie : l'hyperesthésie vulvaire, bien que siégeant sur deux malades différentes, reconnaît à nos yeux une cause identique : une inflammation antérieure du tissu cellulaire du petit bassin, une pelvi-péritonite ou un phlegmon péri-utérin.

Observation 14. — Mme G..., jeune femme de trente ans, a eu un seul enfant vivant, mais plusieurs fausses couches. C'est à la suite d'une de ces fausses couches qu'elle fut prise d'accidents aigus de pelvi-péritonite qui se terminèrent après de longues souffrances par une induration péri-utérine, dont on peut facilement reconnaître les traces par le toucher. En même temps apparaissaient les signes symptomatiques du vaginisme. L'introduction de l'extrémité d'une canule à infection détermine des douleurs très-vives, s'accompagnant de contractures musculaires très-prononcées. La santé générale s'était ressentie du long séjour au lit et du manque d'exercice. La face était pâle, amaigrie, les fonctions digestives paresseuses, une susceptibilité nerveuse très-accusée, en un mot il y avait de l'anémie consécutive.

Après une cure de trente jours faite avec une interruption de cinq jours dans le milieu de la saison, nous pûmes constater une amélioration des plus manifestes. L'engorgement péri-utérin était devenu souple, mou sous le doigt; le col de l'utérus, immobile primitivement dans la cavité du petit bassin, pouvait se mouvoir sous l'indicateur sans déterminer de souffrances. Enfin le vaginisme, sans avoir complétement disparu, n'était que peu marqué.

Nous sommes convaincu qu'une deuxième cure fera disparaître ce qu'il en reste, si toutefois la disparition absolue ne s'obtient pas avant l'an prochain.

Observation 15. — Mme X..., trente-trois ans, blonde. lymphatique, un enfant, trois fausses couches, a été atteinte comme la malade précédente à la suite d'un de ces accidents, de pelvi-péritonite : la marche est difficile, surtout au moment des époques menstruelles ; maux de reins, douleurs se propageant dans le haut des cuisses, épreintes à l'anus, vaginisme permanent.

Mme X... a fait deux cures à Royat, l'une en 1875, l'autre en 1876. Pendant la première cure, en 1875, le traitement hydro-thermal avait déterminé chez la malade une excitation assez vive, comme une sorte de rappel à l'acuité de l'affection. Néanmoins, après deux mois de repos à la campagne, Mme X... obtint une telle amélioration que d'elle-même elle revint en 1876 à Royat. De cette deuxième cure elle obtint un excellent résultat. Aujourd'hui la marche est facile, les époques ne sont plus douloureuses, les exsudats inflammatoires péri-utérins ont en partie disparu avec le vaginisme.

Réflexions. — Nous ne pouvons donner ces deux observations comme des observations de vaginisme simple ou essentiel, attendu que la cause doit être cherchée dans l'inflammation pelvienne et la compression que ce processus inflammatoire devait exercer sur le plexus nerveux du petit bassin surtout, pendant les menstrues. Mais nous avons été engagé à les publier pour bien montrer l'action résolutive des eaux de Royat, et en même temps son action hyposthénisante.

***

OBSERVATION XVI.

Chlorose ménorrhagique.

Une jeune femme de vingt-quatre ans vint à Royat, atteinte de chlorose très-accentuée et compliquée de ménorrhagie. Elle se soumit d'elle-même au traitement balnéaire (bain à eau courante), et but l'eau de la Grande Source en assez grande quantité. Au bout de quelques jours, elle fut prise d'hémorrhagie utérine très-abondante. Elle nous fit appeler et nous conseillâmes aussitôt le repos horizontal prolongé, la cessation de tout traitement thermal, l'usage de l'ergotine à la dose de soixante centigrammes par jour.

Après la cessation de la perte, nous prescrivîmes à la malade l'emploi exclusif de l'hydrothérapie (une séance matin et soir) et l'usage à dose très-modérée de l'eau presque froide de Saint-Victor. L'hémorrhagie utérine ne reparut pas, et la malade commençait à reprendre des forces lorsqu'elle dut quitter Royat.

Réflexions. — Dans ces cas de chlorose ménorrhagique, il faut éviter avec grand soin de prescrire des bains, même tempérés, à eau courante, et l'eau plus chaude de la source Eugénie qui fait appel du côté de l'utérus. Les injections chaudes minérales devront aussi être proscrites. L'hydrothérapie, les bains frais de César tout au plus, et l'eau de Saint-Victor doivent être uniquement mis en usage.

Clermont-Ferrand, typographie Mont-Louis, rue Barbançon, 2.

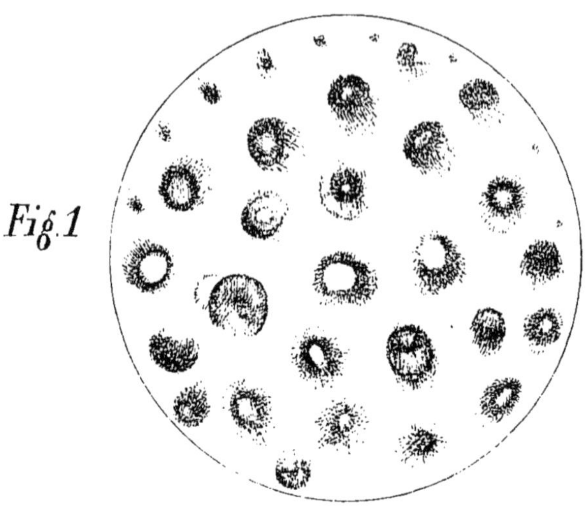

Fig. 1. Taches arsenicales obtenues sur soucoupes de porcelaine (par l'appareil de Marsh) avec 5 gram. de dépôts d'eau de la sourc Eugénie *(Grande Source de Royat)*

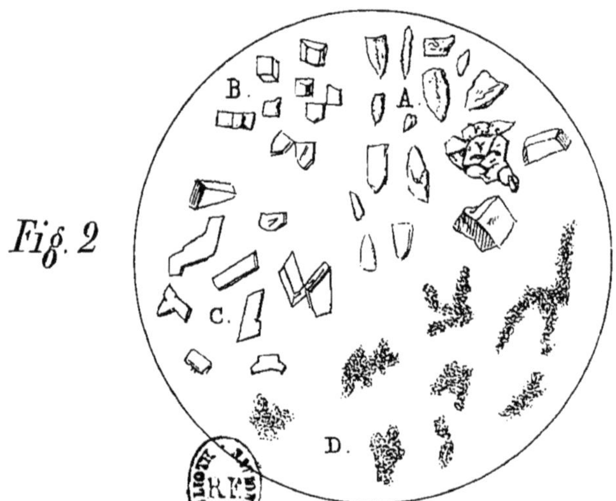

Fig. 2. Examen microscopique des résidus de l'eau de la grande sour de Royat, obtenus après évaporation à chaud.
Grossissement 570_ Vérick.

A. Cristaux de carbonate de chaux très abondants.
B. Cristaux de chlorure de sodium.
C. Cristaux en table de carbonate de soude.
D. Masses amorphes de peroxyde de fer, quelques unes affectent l forme de branches de corail, elles sont couleur de rouille

LITH. MONT-LOUIS, CLERMONT-Fd

www.ingramcontent.com/pod-product-compliance
Ingram Content Group UK Ltd.
Pitfield, Milton Keynes, MK11 3LW, UK
UKHW012048240726
13965UKWH00003B/1124